Nursing
BUSiNESS
チームケア時代を拓く
看護マネジメント力UPマガジン
2022年春季増刊

「業務負担軽減」
「患者のアウトカム向上」を目指して

タスクシフト・シェア

実践ガイド

働きやすい・働きがいのある職場をつくる

編著●坂本すが 東京医療保健大学 副学長・看護学科長

本谷園子 東京医療保健大学大学院 医療保健学研究科 看護マネジメント学領域 助教

堀込由紀 群馬パース大学 保健科学部 看護学科 講師

JN073705

MC メディカ出版

はじめに

　本書は看護管理者に向けた、看護職と多職種間の「タスクシフティング（業務の移管）」と「タスクシェアリング（業務の共同化）」の実践ガイドです。大きく3つの章から成り、これ1冊を読めば、タスクシフト・シェア推進の社会背景および現状の課題、現場で進める際の看護管理者の役割からタスクシフト・シェアの意義と方法、具体的な実践事例についておおよそつかめるでしょう。

　国全体の働き方改革を契機に、加えて高齢化と人口減少もあいまって、医療・看護の現場でもタスクシフト・シェアが喫緊の課題になっていることは違いありません。しかし肝心なことは何でしょうか。「やらなければいけないからやる」のではなく、看護管理者自身は何を大事にしてタスクシフト・シェアを進めるのか。またそれは、看護部のためだけではなく、患者のため、スタッフの働きやすさや組織全体のために必要なことであるかも考えなければなりません。部分最適ではなく全体最適の視点が伝わらなければ、異なる職種間でのタスクシフト・シェアは成立しません。今般の新型コロナウイルス感染症拡大に限らず世の中の大きな変化に対応するには、「助け合い支え合おう」という視点を持つことが大切だといえます。

　とはいえ多くの職種で支え合っていく中では、やり方や進め方がなかなか決まらないこともあるでしょう。第3章には多様なタスクシフト・シェアの好事例が示されています。おそらく多くの困難を乗り越えて、このようなシステム化が実現したと推察されます。すぐに真似して実践するのは難しいと感じるかもしれませんが、ぜひ "アジリティ"（機敏さ）で挑戦してみてください。筆者はこれを「走りながら整えていく」との意味で解釈しています。何ごとも1回で成功するとは限りません。「実践してみて、修正する」を繰り返し、自組織に合ったシステムを創り上げていってほしいと考えます。悩ましい課題は多いと思いますが、本書をガイドに、看護管理者としてどうしていきたいかを考え、ぜひ楽しみながら実践していただけると幸いです。

2022年1月

坂本すが

ナーシングビジネス 2022 年春季増刊

CONTENTS

第1章

医療現場の働き方改革
～タスクシフト・シェアを取り巻く現状と課題～

第2章

働き方改革における看護管理者の役割
～タスクシフト・シェアをどう進めていくか～

編者・著者一覧

編著者

坂本　すが　東京医療保健大学　副学長・看護学科長 ……………………………………【1章2、座談会】

本谷　園子　東京医療保健大学大学院 医療保健学研究科 看護マネジメント学領域　助教
……………………………………………………………………………………【1章2、座談会】

堀込　由紀　群馬パース大学 保健科学部 看護学科　講師 …………………………………【座談会】

著者（掲載順）

小村　由香　公益社団法人 日本看護協会 労働政策部看護労働課　課長 ……………………【1章1】

武藤　正樹　社会福祉法人 日本医療伝道会 衣笠病院グループ相談役／
よこすか地域包括ケア推進センター長 ………………………………………………【1章3】

小坂　晶巳　社会医療法人財団 慈泉会 相澤病院　副院長・看護部部長 ……………【座談会、2章1-①】

朝穂美記子　社会医療法人社団 埼玉巨樹の会 新久喜総合病院　看護部長 …………………【座談会】

指原　和子　元・信州大学医学部附属病院 看護部　看護補助者リーダー ………………………【座談会】

柳澤　節子　公益社団法人 長野県看護協会　人材育成支援部部長 ……………………………【2章1-②】

髙井　亜希　藤田医科大学病院　看護副部長 …………………………………………………【2章2】

眞野　惠子　藤田医科大学病院　副院長・統括看護部長 …………………………………【2章2、3章4】

小松﨑　香　医療法人社団 愛友会 上尾中央総合病院　看護部長 ……………………………【2章3】

香川さゆり　医療法人社団 愛友会 上尾中央総合病院　看護科長 ……………………………【2章3】

近藤　才子　独立行政法人国立病院機構 東京医療センター　看護部長 ………………………【2章4】

兵藤　敏美　社会福祉法人恩賜財団済生会 支部千葉県済生会　参事／
千葉県済生会 習志野病院　事務部長 …………………………………………………【2章5】

宮澤　努　医療法人徳洲会 白根徳洲会病院　看護部主任 ………………………………………【3章1】

大澤　直子　社会医療法人社団 三思会 東名厚木病院　手術室課長・手術看護認定看護師 ……【3章2-①】

一戸　裕貴　社会医療法人社団 三思会 東名厚木病院　臨床工学科　臨床工学技士 ………【3章2-①】

片寄　睦美　社団医療法人 養生会 かしま病院　看護部長 ………………………………………【3章2-②】

細川　克美　社会医療法人 石川記念会 HITO 病院　看護部長 ………………………………【3章2-③】

真々田美穂　医療法人社団 協友会 メディカルトピア草加病院　看護部長 ……………………【3章2-④】

甲斐　清美　社会医療法人 帰巖会 みえ病院　看護部長 …………………………………………【3章2-⑤】

溝上　祐子　公益社団法人 日本看護協会 看護研修学校　認定看護師教育課程長 …………【3章3-①】

丹波　光子　杏林大学医学部付属病院　看護部　皮膚・排泄ケア特定認定看護師 …………【3章3-①】

新　美保恵　川崎医科大学総合医療センター　看護部長 …………………………………………【3章3-②】

富阪　幸子　川崎医科大学総合医療センター　看護主任 …………………………………………【3章3-②】

福本由美子　藤田医科大学病院　看護科長 …………………………………………………………【3章4】

駒崎　俊剛　東京医療保健大学 医療保健学部 医療情報学科　講師 ………………………………【付録】

第1章

医療現場の働き方改革
～タスクシフト・シェアを取り巻く現状と課題～

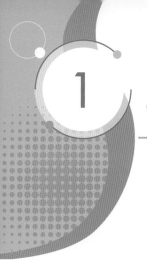

1 医療・看護現場における働き方改革の潮流と展望

公益社団法人 日本看護協会 労働政策部看護労働課　課長
小村由香

医師および看護職のタスクシフト・シェアを推進すべき理由

2021年5月28日に『良質かつ適切な医療を効率的に提供する体制の確保を推進するための医療法等の一部を改正する法律』が公布され、2024年から医師にも時間外労働の上限規制が適用となるなど、医師の働き方改革の本格化に向けてタスクシフト・シェアをめぐる動きが加速しています。

今回の医療法改正の趣旨は、「良質かつ適切な医療を効率的に提供する体制の確保を推進する観点から、医師の働き方改革、各医療関係職種の専門性の活用、地域の実情に応じた医療提供体制の確保を進めるため、長時間労働の医師に対し医療機関が講ずべき健康確保措置などの整備や地域医療構想の実現に向けた医療機関の取り組みに対する支援の強化などの措置を講ずること」[1,2]とされています。

その背景には、超少子高齢化による人口減少と2040年頃にピークを迎える医療ニーズに対し、安全で質の高い医療提供体制の維持と、医療従事者（とくに医師）の働き方改革の両立という難題に直面していることがあります。この難題を解決するための方策のひとつが、医師およびその他の医療関係職種との役割分担を見直し、医師が行う業務のタスクシフト・シェアを推進することです。つまり、医師の働き方改革は、医師のみならず他の医療関係職種にも大きな影響を及ぼすと考えられます。その中でも看護職は医師業務の多くを委譲されることが期待されますが、業務に比して人員が不足し、時間外労働が常態化するなど、その勤務環境は決して良好とはいえません。そのため、看護職が現在行っている業務の効率化、つまり看護職のタスクシフト・シェアも推進していく必要があります。

本稿では、2024年の医師の働き方改革に向けた法改正などを踏まえた、医療・看護現場における働き方改革の潮流と展望について解説します。

医療従事者を取り巻く状況

❑ 人口構造の変化と医療従事者の労働実態

　日本における超少子高齢社会の進展に伴う生産年齢人口の減少、労働力の高齢化は、医師や看護職など、医療従事者を取り巻く環境においても同様です。

　わが国の総人口は、2004年をピークに、今後100年間で100年前（明治時代後半）の水準に戻っていく可能性が指摘されています。その過程の2050年には9,515万人にまで減少すると推計されています。高齢人口が約1,200万人増加するのに対し、生産年齢人口は約3,500万人、若年人口は約900万人減少し、高齢化率は約20%から約40%に上昇するとされています（図1）。さらに、高齢者が増加するだけではなく、高齢者の「さらなる高齢化」、単身世帯の増加、困窮化など、高齢人口の質的な変化も指摘されています。人口構造の変化に伴い疾病構造や医療従事者に求められる役割も変化していきます。こうした量的・質的な変化にも対応できる医療提供体制が求められる中で、医療介護

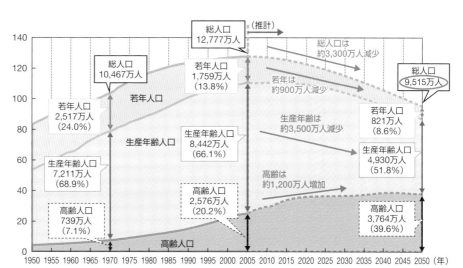

（注1）「生産年齢人口」は15～64歳の者の人口、「高齢人口」は65歳以上の者の人口

（注2）（　）内は若年人口、生産年齢人口、高齢人口がそれぞれ総人口のうち占める割合

（注3）2005年は年齢不詳の人口を各歳別に按分して含めている

（注4）1950～1969年、1971年は沖縄を含まない

図1　わが国における総人口の推移（年齢3区分別）

出典：国土審議会政策部会長期展望委員会.「国土の長期展望」中間とりまとめ 概要. 平成23年2月21日.

を担う人材不足はとても重大な問題です。

　看護職においても、社会全体の多様化、ニーズの多様化が進む中で、地域で健康と生活を支えるための健康支援、重症化予防など、求められる役割は拡大し、活躍の場が広がっていくと考えられます。

　また、看護職の就業状況[3]を見ると、就業する看護職員数は166万人（2018年）を超え、就業場所も医療施設（病院・診療所）のみならず介護分野などへと拡大しています。しかしながら、超少子高齢化の進展に伴い、若年層の人口が減少する中で、今後は看護職の養成数においても大幅な増加を期待することはできません。看護職の平均年齢は43.4歳と上昇を続けており、60歳以上の就業者は全就業者の10.6%（2018年）を占め、今後も上昇することが予想されます。

　日本の医療現場は、医師・看護師をはじめとした医療従事者の使命感のもと、働き方改革とは無縁の厳しい労働環境下で成り立ってきた側面があります。2008年10月には、2人の看護師の死亡が「過労死」と認定されました。

　『平成30年版 過労死等防止対策白書』[4]によると、過労死などにかかる労災支給決定（認定）事案の分析の結果、医師については脳・心臓疾患の事案の割合が多く（脳・心臓疾患17件、精神障害8件）、その発症にかかる要因はほとんどが長時間労働であり、具体的には診療業務、管理業務などが多いことがわかりました。

　看護師については精神障害の事案の割合が多く（脳・心臓疾患1件、精神障害52件）、そのほとんどが女性（52件のうち51件）であり、約半数が30代以下でした。また、発病に関与したと考えられる業務によるストレス要因は、患者からの暴力や入院患者の自殺の目撃などの「悲惨な事故や災害の体験・目撃をした」が約8割ととくに多く、その発生時刻は40件のうち19件が深夜24時から8時と深夜帯が多いことがわかりました。

　時間外労働が発生する主な理由は、医師調査結果および看護職員調査結果によると、医師・看護師ともに、診断書・カルテなどまたは看護記録などの書類作成（医師57.1%、看護師57.9%）、救急や入院患者の緊急対応（医師57.0%、看護師45.0%）でした。

❑ 医療従事者の勤務環境の改善・整備に向けて

　人口の減少、若い世代の職業意識の変化、医療ニーズの多様化に加え医師の偏在などを背景として、医療機関における医療従事者の確保が困難な中、質の高い医療提供体制を構築するためには、勤務環境の改善を通じて、医療従事者が健康で安心して働くことができる環境整備を促進することが重要です。その認識のもと、医療分野の「雇用の質」向上の取り組みが進められるとともに、2014年10月1日には医療機関の勤務環境改善に関する改正医療法の規定が施行され、各医療機関がPDCAサイクルを活用して計画的に勤務環境改善に取り組む仕組み（勤務環境改善マネジメントシステム）が導入されました。また、医療機関のニーズに応じた総合的・専門的な支援を行う「医療勤務環境改善支援センター」が各都道府県で整備されました[5]。

　2017年に公表された『新たな医療の在り方を踏まえた医師・看護師等の働き方ビジョン検討会』の報告書[6]においては、「医療を提供する側が疲弊することなく、医療従事者の持つべき本来のプロフェッショナリズムを守り、高め、住民・患者と協働しながら」患者・住民の命と健康を守ることの必要性と、そのためにも「わが国の保健医療が、医療従事者の自己犠牲を伴う負担と士気（モラール）に過度に依存したシステムであってはならない」と指摘しています。これから医療従事者を志す人たちにとって魅力ある仕事であり続けるためにも、医療におけるパラダイムの転換を推し進め、医療従事者の勤務環境の改善を図っていくことが重要です。

働き方改革の推進とタスクシフト・シェア推進の関係

❑ 国の働き方改革から医師の働き方改革へ

　2019年4月1日には、『働き方改革を推進するための関係法律の整備に関する法律』（以下、働き方改革関連法）が施行されました。労働時間法制の見直しによるワークライフバランスの実現、雇用形態にかかわらない公正な待遇の確保を主軸とした働き方改革関連法の推進は、これまで働き方改革が遅れていた医療従事者の勤務環境の改善を推進する追い風となりました。

国が推し進める「働き方改革」は、「一億総活躍社会実現に向けた最大のチャレンジ」[7]と位置づけられ、日本の企業文化、日本人のライフスタイル、日本の「働く」ということに対する考え方までを射程に入れ、働き方・働かせ方を全体的に見直そうというものです。

　働き方改革関連法では、長時間労働の是正、労働者の健康確保などを図るため、時間外労働時間数の法定上限が設定されました。これは、1947年に労働基準法が制定されて以来初めてのことであり、約70年ぶりの大改正でした。また労働時間の規制とあわせて年次有給休暇について、年5日の確実な取得が義務づけられました。

　政府は2019年度、働き方改革関連法に基づき、多くの職種について残業の上限規制を導入したものの、医師については、医師法に基づく応召義務などの特殊性があること、地域医療の提供に影響が出かねないことから、ただちに医師に法定上限を適用することは困難だとし、5年間は猶予することになりました。その後、厚生労働省の『医師の働き方改革に関する検討会』（2017年8月〜2019年3月）などで議論を続けてきましたが、2021年5月28日に冒頭で述べた医療法等の一部を改正する法律が公布されました。この医療法改正の項目は、「Ⅰ．医師の働き方改革」「Ⅱ．各医療関係職種の専門性の活用」「Ⅲ．地域の実情に応じた医療提供体制の確保」「Ⅳ．持ち分の定めのない医療法人への移行計画認定制度の延長」の4つとなっています。このうちの「Ⅰ．医師の働き方改革」において、医師の時間外労働の上限規制措置が設けられました（詳しい内容は→p.28をご覧ください）。

❑ 医師の働き方改革とタスクシフト・シェアの推進

　国民に必要とされる医療・看護サービスの提供体制の維持とさらなる充実のためには、医師および看護職を含む医療従事者の労働環境整備や、多様な人材の確保・活用などとともに業務の効率化・生産性向上は避けられない重要なテーマです。前述した『医師の働き方改革に関する検討会』においても、医師の労働時間短縮を強力に進めていくための具体的方向性のひとつとしてタスクシフティングがあげられ、取り組みの推進が急務だとされました。

　そこで、「医師の時間外労働の上限規制が適用される2024年4月に向け、医療専門職種の法令などを改めて精査し、現行制度のもとで可能な領域におけ

◆ **基本的な考え方など**

➤ 医師の指示についての整理（成立要件・包括的指示など）
➤ 「意識の改革」、タスク・シフト/シェアされる側の「技術の担保」「余力の確保」が必要
➤ 看護師からその他の職種へのタスク・シフト/シェアなども重要

◆ **現行法で実施可能な業務のうちとくに推進するもの**

(1) 職種に関わりなくとくに推進するもの
　①説明と同意　②各種書類の下書き・作成　③診察前の予診など　④患者の誘導
(2) 職種ごとに推進するもの（看護職のみ抜粋）
　①助産師：助産師外来・院内助産
　②看護師：特定行為（38行為21区分）の実施、包括的指示の活用
　　　　　　注射、ワクチン接種、静脈採血（静脈路からの採血を含む）、静脈路確保・抜去および止血、末
　　　　　　梢留置型中心静脈カテーテルの抜去および止血、動脈ラインからの採血、動脈ラインの抜去およ
　　　　　　び止血など

◆ **法令改正により実施する業務**

◆ 診療放射線技師、臨床検査技師、臨床工学技士：業務範囲を拡大
◆ 救急救命士：業の場を病院前⇒救急外来まで拡大（病棟などは除く）

> 対象者（重度傷病者のみ）と実施可能な診療の補助（33の救急救命処置のみ）は変更なし

図2 タスク・シフト／シェア推進検討会「議論の整理」のポイント

出典：日本看護協会.「看護職の専門性の発揮に資するタスク・シフト／シェアについて」説明資料.

るタスクシフティングを最大限に推進できるよう、また、多くの医療専門職種それぞれが自らの能力を生かし、より能動的に対応できる仕組みを整えるための具体的検討を行う」ことを目的に、『医師の働き方改革を進めるためのタスク・シフト/シェアの推進に関する検討会』が設置され、2020年12月23日には『議論の整理』[8] が公表されました（図2）。

　議論の整理では、医師の指示についての整理がなされるとともに、一般の看護師の包括的指示の活用推進やプロトコールの活用の重要性が盛り込まれました。医師法第20条（無診察治療等の禁止）により医師が診察する前に「治療」の指示を出すことはできませんが、「検査」は「治療」には含まれないため医師が診察する前に、あらかじめ患者を特定しない事前指示やプロトコールなどで指示を出すことは可能と示されました。あわせて治療については、医師が診察し患者を特定すれば、プロトコールなどによる事前指示が可能と明示されました。

　これまでもチーム医療や多職種連携は推進されてきましたが、今回大きく異なるのは、時間外労働の上限規制には罰則があることです。そのため、すべて

の医療機関が取り組みを迫られることになります。

　さらに、2022年度診療報酬改定の基本方針においても、「安心・安全で質の高い医療の実現のための医師等の働き方改革等の推進【重点課題】」があげられ、具体的方向性の例として、①医療機関内における労務管理や労働環境の改善のためのマネジメントシステムの実践に資する取り組みの推進、②各職種がそれぞれの高い専門性を十分に発揮するための勤務環境の改善、タスクシェアリング、タスクシフティング、チーム医療の推進、③業務の効率化に資するICTの利活用の推進、その他長時間労働などの厳しい勤務環境の改善に向けての取り組みの評価などが示されました[9]。

　日本看護協会（以下、本会）は、医師の労働時間が短縮する中でも国民に必要な医療が安全かつタイムリーに提供されることが最も重要であり、患者のいちばん身近にいる看護師が判断可能な範囲を拡大することで、「患者へのタイムリーな対応」と「医師の業務の効率化」が両立すると考え、ナースプラクティショナー制度の構築や、すべての看護師が自律的に判断できる範囲の拡大を求めています。そこで本会では、『看護の専門性の発揮に資するタスク・シフト/シェアに関するガイドライン』の公表を予定しています。

就業継続が可能な看護職の働き方の提案

　本会においては、国の働き方改革に先駆け「専門職として働きがいのある条件の整備」と「生活者としての適切なワークライフバランス（WLB）の実現」を掲げて、さまざまな事業を展開してきました。そして、看護職が生涯にわたって安心して働き続けられる環境づくりを構築し推進することを、看護職の働き方改革の目標に据え、①働き方システムの整備　②多様性を認め合う組織文化の醸成（ヘルシーワークプレイスの実現）　③看護業務の効率化・生産性の向上　を3本柱として、政策要望を行ってきました。

　看護職員の平均年齢が上昇する中で看護提供体制を維持していくためには、看護職ができるだけ長く健康な状態で働き続けられる、持続可能な働き方の実現と、これを支える職場環境の整備が喫緊の課題となっています。

　そこで『2019年 病院および有床診療所における看護実態調査』[10]を行い、あらためて看護職の労働実態についての課題を整理しました。その結果、看護

表1 就業継続が可能な看護職の働き方の提案

5つの要因	10項目
1. 夜勤負担	1) 勤務間隔は11時間以上あける（勤務間インターバルの確保） 2) 勤務拘束時間は13時間以内とする 3) 仮眠取得の確保と仮眠環境の整備をする 4) 頻繁な昼夜遷移が生じない交代制勤務の編成とする
2. 時間外労働	1) 夜勤・交代制勤務者においては時間外労働をなくす 2) 可視化されていない時間外労働^注を把握し、必要な業務は所定労働時間に取り込む 注) 業務開始前残業（前残業）や持ち帰り業務、勤務時間外での研修参加など（業務時間外残業）
3. 暴力・ハラスメント	1) 暴力・ハラスメントに対し、実効性のある組織的対策を推進する 2) 上司・同僚・外部からのサポート体制を充実させる
4. 仕事のコントロール感	1) 仕事のコントロール感を持てるようにする
5. 評価と処遇	1) 仕事・役割・責任などに見合った評価・処遇（賃金）とする

出典：公益社団法人日本看護協会. 就業継続が可能な看護職の働き方の提案. 2021年3月. 5. https://www.nurse.or.jp/nursing/shuroanzen/hatarakikata/pdf/wsr_fornurse.pdf.

職員の就業継続には「夜勤負担」「時間外労働」「暴力・ハラスメント」「仕事のコントロール感」「評価と処遇」の5つの要因が重要であることがわかりました。2021年春、これらを踏まえて、就業継続が可能な働き方の実現のために、「勤務間インターバル11時間以上」「可視化されていない時間外労働を把握し、必要な業務は所定労働時間に取り込む」「暴力・ハラスメントへの実効性ある組織的対策の推進」「仕事・役割・責任などに見合った評価・処遇（賃金）とする」など具体的な10項目の提案を公表しました（表1）。

　今回提案した5要因とその対応策は、それぞれが独立に存在しているのではなく、互いに関係し合っています。また、提案の実現の鍵となるのが、タスクシフト・シェア、業務改善、AI・ICTなどを活用した看護業務の効率化です。

看護職の働き方改革と看護業務の効率化

　生産年齢人口が減少する中で、質の高い医療・看護ケアを提供し続けていくためには、限られた資源の中で「効率的かつ質が担保された看護提供体制の確立」が求められます。そこで、本会では、2019年度より厚生労働省の『看護

業務効率化先進事例収集・周知事業』を受託し、看護業務の効率化を実現した先進事例の収集・選定・周知を行っています。

　本事業の柱は、看護業務の効率化に資する取り組みについて、看護職が勤務する全国の医療機関、介護保険施設などから広く募集し、選定・表彰する『看護業務の効率化先進事例アワード』（以下、アワード）の実施です。募集・選定においては、①業務改善、②タスクシフト・多職種連携、③AI・ICTなどの技術の活用、④その他の工夫、の4部門を設定し、最優秀賞、優秀賞、奨励賞、特別賞を設けています。2019年度、2020年度はそれぞれ10施設、2021年度は9施設、現在まで計29の取り組みが表彰されました。エントリーされた取り組みの約3割が②タスクシフト・多職種連携部門でした。同部門で優秀賞もしくは最優秀賞を受賞した取り組みを一部紹介します。

　第1回目となる「アワード2019」では、社会医療法人石川記念会HITO病院（愛媛県）が、病棟看護師が行っていた薬剤管理業務を、病棟薬剤師を配置し委譲・協働した取り組みで優秀賞を受賞しました。「アワード2020」では、公立羽咋病院（石川県）の、10枚以上あった入院患者帳票の統一により、病棟部門における入院時業務の効率化、薬剤師などの他職種や他職種が在籍する他部門との連携が促進された取り組みが優秀賞を受賞しました。そして今年度の「アワード2021」では、特定行為研修修了者（以下、研修修了者）の活用による医師業務のタスクシフトにより、看護業務の円滑な遂行と患者へのタイムリーな介入を目指した取り組みを行った東京都立小児総合医療センターが最優秀賞を受賞しました。同院のPICUでは看護師が20種類以上の点滴作成を行っていましたが、薬剤師に調剤業務を移管して得られた時間を活用し研修修了者を中心に医師業務のタスクシフトを進め、患者に対して必要な医療・ケアを安全にタイムリーに提供することに成功していました。

　看護業務の効率化が目指すところは、たとえば「時間外労働時間の削減」といった看護職の身体的・精神的な負担軽減ももちろん重要ですが、業務効率化から生み出された時間を自己研鑽や患者・利用者への質の高い看護ケアへとつなげることにあります。本事業では特設サイトをオープンし、表彰された好事例や試行事業の紹介（看護業務効率化先進事例収集・周知事業ポータルサイト：https://kango-award.jp/）を行っています。

すべての医療従事者がいきいきと働くために

　医療機関における働き方改革が目指す先には、医師を含め、医療機関で働くすべての人が、自分自身の心身の健康を維持しながら、いきいきと医療ケアサービスを提供できる状況の実現があります。

　医師業務のタスクシフト・シェアは、膨大な医師の業務を引き取り医行為を行うことではなく、看護の裁量を拡大することで患者に提供する医療の質を上げていくことであり、そのことが看護の専門性を高め、活躍の場を広げていく機会につながるはずです。

　先に、国が進める働き方改革は、日本の働き方、働かせ方を全体的に見直そうというものであると述べました。時間外労働の削減や年次有給休暇の取得などといった「働き過ぎの防止」ももちろん大切ですが、「仕事のやりがい」「達成感」といったワーク・エンゲージメントを高め、「仕事が楽しい」と思えることも重要であると考えます。そうした観点からも、医療従事者の間でタスクシフト・シェアを進めていくことは大きな意味があるのではないでしょうか。

📖 引用・参考文献

1) 厚生労働省. 「良質かつ適切な医療を効率的に提供する体制の確保を推進するための医療法等の一部を改正する法律」の公布について（通知）. https://www.jaam.jp/info/2021/files/20210601_2.pdf
2) 厚生労働省. 第12回 医師の働き方改革の推進に関する検討会 資料1. 令和3年7月1日. https://www.mhlw.go.jp/content/10800000/000794594.pdf
3) 厚生労働省. 平成30年衛生行政報告例（就業医療関係者）の概況. 2019年9月4日. https://www.mhlw.go.jp/toukei/saikin/hw/eisei/18/（2021年12月30日閲覧）
4) 厚生労働省. 平成30年版 過労死等防止対策白書. 2018, 141-5.
5) 厚生労働省. 医療従事者の勤務環境の改善について. https://www.mhlw.go.jp/stf/seisakunitsuite/bunya/kenkou_iryou/iryou/quality/（2021年12月30日閲覧）
6) 厚生労働省. 新たな医療の在り方を踏まえた医師・看護師等の働き方ビジョン検討会報告書. 平成29年4月6日. https://www.mhlw.go.jp/file/05-Shingikai-10801000-Iseikyoku-Soumuka/0000161081.pdf
7) 首相官邸. 一億総活躍社会の実現. 2015年10月16日. https://www.kantei.go.jp/jp/headline/ichiokusoukatsuyaku/index.html（2021年12月30日閲覧）
8) 厚生労働省. タスク・シフト／シェア推進に関する検討会議論の整理の公表について. 2020年12月23日. https://www.mhlw.go.jp/stf/newpage_15678.html（2021年12月30日閲覧）
9) 厚生労働省. 令和4年度診療報酬改定の基本方針（概要）. 令和3年12月10日. https://www.mhlw.go.jp/content/12601000/000864861.pdf
10) 公益社団法人日本看護協会. 2019年 病院および有床診療所における看護実態調査報告書. 2020年12月. https://www.nurse.or.jp/home/publication/pdf/report/2020/efficiency_report2019.pdf

2 看護職を取り巻くタスクシフト・シェアの現状と課題

東京医療保健大学大学院 医療保健学研究科 看護マネジメント学領域　助教
本谷園子
東京医療保健大学　副学長・看護学科長
坂本すが

はじめに

　本稿では、今なぜタスクシフト・シェアが求められているのか、その一方で今までなぜ思うように進んでこなかったのかについて、看護師と看護補助者をはじめとした他職種との協働の現状および歴史的経緯なども踏まえながら述べます。さらに、今後の地域包括ケア時代に向け、院内だけでなく院外の多様な職種との協働も含むタスクシフト・シェアについて展望します。

今なぜタスクシフト・シェアが求められているのか

❑ 医療界におけるタスクシフト・シェアの背景と目的

　政府が「一億総活躍社会」の実現に向けた取り組みとして、働き方改革を積極的に打ち出すようになったのは 2016 年でした。その後、2018 年 6 月に『働き方改革を推進するための関係法律の整備に関する法律』、いわゆる『働き方改革関連法』が成立し、一般労働者に残業時間の上限が設けられました。大企業は 2019 年度、中小企業は 2020 年度から適用されたものの（原則月 45 時間・年 360 時間）、医師は応召義務などの特殊性があることから 5 年間の猶予期間が設けられ、2024 年度からの適用となりました。この数年の間の変化を見ると、医師の残業時間は減少しており、とくに大学病院などの大規模病院においては、2016 年の調査では週当たり労働時間が 80 時間以上の医師がいる割合が 7〜8 割強を占めていたのに対し、2019 年調査では 4〜5 割と大幅に減少したという結果もあります[1]。

　とはいえ、あと約 2 年で全医師の残業時間を基準値以下にするのは相当困難であることが予測され、他職種へのタスクシフト・シェアをはじめ、さまざま

な施策が展開されているところです。しかしタスクシフト・シェアはあくまで手段であり、大事なのは“何のために行うのか”ということです。目的が「患者の最善」であることを忘れてはなりません。単にある職種の残業削減や負担軽減が目的であれば、タスクシフト・シェアされる側の合意は得られないでしょう。看護師においては、看護管理者がなすべき看護を守りながら、他職種とどのように協働するかが問われています。

❑ タスクシフト・シェアの課題と推進に向けたアプローチ

　他の稿でも示されていますが、現実には医療界では、医師の働き方改革に主眼を置き、タスクシフト・シェアを推進しています。タスクシフト・シェアされる側の他職種として想定されているのは、看護師、薬剤師、診療放射線技師、臨床検査技師、臨床工学技士、理学療法士、作業療法士、言語聴覚士、視能訓練士、義肢装具士、救急救命士、医師事務作業補助者などですが、これらの職種に業務を引き受ける余力が十分にあるかは各施設で検討・検証が必要です。また、医師からタスクシフト・シェアされる業務が各資格法の範囲内で行える業務か否かの検討や、仮に行える場合も安全性を確保するための施策を検討する必要があります。

　厚生労働省検討会の資料（次ページ図1）にもあるように、タスクシフト・シェアを推進するためには、①タスクシフト・シェアする側とされる側の意識改革　②される側の知識・技術を担保することによる安全性の確保　③される側が引き受けるだけの余力があるか　などの検討が必要です。これらの課題をクリアする具体的なアプローチとして、看護管理者には、関係職員への説明や研修、さらにICT導入などにより業務負担が軽減されるような環境整備が求められるでしょう。

❑ 医師から看護師へのタスクシフト・シェアの経緯と現状

　看護師については2015年に『特定行為に係る看護師の研修制度』が施行され、特定行為とされる21区分38行為については研修により安全性を担保したうえでタスクシフト・シェアが進められてきました。そもそも医師と看護師や他の医療関係職種の協働・連携のあり方についての議論は、2009年設置の『チーム医療の推進に関する検討会』にさかのぼります。当時、日本看護協会で

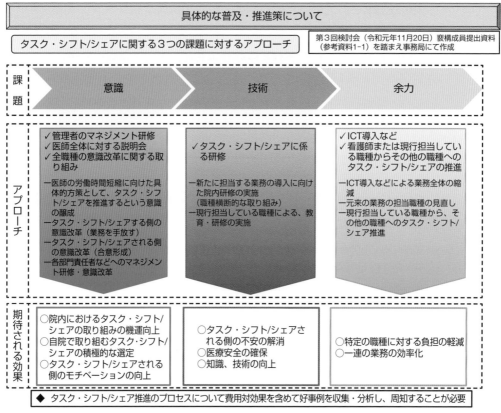

図1 タスクシフト・シェアの具体的な普及・推進策

出典：厚生労働省. 第7回医師の働き方改革を進めるためのタスク・シフト/シェアの推進に関する検討会資料 資料4参考資料＜別添1＞. 9.

は看護師の役割拡大を重点政策として特定看護師（仮称）の制度化も提言しましたが、関係団体との数年にわたる議論を経て、2014年に研修制度として法制化に至りました。

　特定行為研修修了者は、気管カニューレの交換や人工呼吸器からの離脱などの診療の補助行為を、医師があらかじめ作成した手順書に従って行うことができます。厚生労働省の試算[2]によると、週100時間勤務の医師の場合、特定行為の普及により週7時間程度の勤務時間の削減が見込まれています。

　医師からのタスクシフト・シェアを進めるためには、安全性の担保と並行して、看護師業務の負担軽減あるいは効率化が必要です。そこで看護補助者の活用も含めて検討する必要があります。「働き方改革」が重点課題とされた2020

年度診療報酬改定では、「夜間看護体制加算」「看護補助加算」が見直されました。看護師の負担軽減や業務分担・協働を推進する観点から看護補助者の配置を促進するものであり、加算は10～30点の増点となっています。これを機に、医師だけでなく、夜勤や交代制勤務などの負担が大きい看護師の「働き方改革」にも目を向けるべきです。看護管理者には、安全を担保したうえで看護師と看護補助者のより良い協働システムを構築することが求められます。

看護補助者の始まりと看護師との協働の現状

❑ 看護補助者の始まりと法的位置づけ

　ここでなぜ病院で看護補助者が働くようになったのか、その始まりを振り返ってみましょう。看護補助者の歴史としては、1958年の基準看護の承認要件において「看護助手」が位置づけられたことに始まり、1992年の医療法改正で「看護補助者」と明記されました。

　もともとは「付添看護」を行う付添婦が起源で、付添看護とは無資格の付添婦による24時間泊まり込みで「患者の負担により行われる当該医療機関の従事者以外の者による看護」と定義されます。付添婦はおおむね「看護師家政婦紹介所」を通じて入院患者に紹介・雇用され、賃金は患者個人から「付添料金」として支払われますが、のちに医療保険から療養費給付金として患者に償還されます。付添看護は「基準看護の承認を受けていない病院」に入院した場合にかぎり認められていましたが、実際には、非合法のはずの基準看護病院においても、半ば公然と患者側の全額自己負担で付添看護が行われていました。1996年の診療報酬改定により「保険外負担の解消」と「入院患者の看護・介護はすべて病院の責任」という理由から付添看護が廃止され、現在の看護補助者のかたちになりました。

　「看護補助者」は、医療法第21条、医療法施行規則第19条に、人員配置の基準としての記述はありますが、これらは身分法ではなく、その業務については規定されていません。一方、診療報酬上は、看護補助者は「看護師長および看護職員の指導のもとに、原則として療養生活上の世話（食事、清潔、排泄、入浴、移動など）のほか、病室内の環境整備、ベッドメイキング、看護用品お

よび消耗品の整理整頓などの業務を行うこととする」とされています。つまり診療報酬の加算の増点などにより看護補助者の数が増加しているにもかかわらず、看護補助者の業務が法令上明確にされておらず、看護職員（看護師、准看護師）との業務分担が十分にできていないのが現状です。診療報酬上は、看護補助者は療養生活上の世話や、看護師の指示のもと患者に直接ケアを行うこともあるため、適切な教育・研修を受ける必要があるでしょう。看護師が看護師にしかできない仕事を遂行していくためには、看護師と看護補助者の間で業務分担を明確化し、看護補助者が安心して働き、定着できる職場づくりが求められます。

❑ 看護師と看護補助者の協働の現状

　では、現状で看護師と看護補助者はどのように協働しているのでしょうか。筆者らは2019年度の厚生労働科学特別研究事業で『看護師と看護補助者の協働の推進に向けた実態調査研究』[3]を行いました（回答者：看護管理者 n＝1,266件、有効回収率15.2％）。その中で多くの病院の看護管理者が課題として、「看護補助者数の確保」「看護補助者の能力・適性」「看護職と看護補助者とのチームワーク」「看護職の看護補助者への的確な指示・業務委譲」などをあげていました。

　法令上、業務内容が明確に示されていないことは先に述べましたが、看護補助者用の業務ごとの委譲手順書（指示書）については、「文書で明確に決まっている」病院が13〜20％、「文書はあるが、詳細は任されている」が10〜12％にとどまりました（表1）。多くの病院において、文書もなく、委譲（タスクシフト・シェア）は慣用的なルールや各看護師の指導に任せている状況でした。こうした結果から、看護師がアセスメントすべき事項、看護補助者と共有する情報の内容や共有方法など、タスクシフト・シェアのルールを明確にし、看護補助者・看護師ともに共通認識することが不可欠であると考えられます。

　一方で、同研究における看護補助者17名を対象としたインタビュー調査では、情報共有のしかたなど、協働するうえでの課題があげられました。たとえば「情報提供がタイムリーでない」「看護補助者に情報がこない」「依頼内容が理解できない」「情報提供に対する看護師の反応が否定的」などがありました。また、「提案を受け入れてもらえない」「言いたいことがあっても看護師には言

表1 看護補助者の業務ごとの委譲手順書の状況（抜粋）

	施設数	文書で明確に決まっている	文書はあるが、詳細は任されている	文書はなく慣用的なルールがある	文書はなく各看護師の指導に任せてある
生活環境に関する業務					
病床および病床周辺の清掃・整頓	1,210	17.3%	12.1%	20.6%	24.2%
病室環境の調整（温度、湿度、採光、換気など）	1,140	15.6%	11.1%	21.5%	25.9%
シーツ交換やベッドメイキング	1,223	19.1%	11.2%	19.7%	24.6%
診療の周辺業務					
処置・検査などの伝票類の準備・整備	541	15.7%	11.5%	25.1%	23.3%
診療に必要な書類の整備・補充	600	13.0%	10.5%	25.8%	25.5%
日常生活に関わる業務					
食事介助	1,127	19.9%	11.4%	17.0%	25.6%
配膳・下膳	1,221	16.0%	11.3%	21.0%	25.2%
おむつ交換	1,115	20.3%	11.7%	17.1%	24.8%

えない」という声や、「何でもできると思われ一任される」というような声も聞かれました。さらに看護補助者側からの要望として、看護師からの早めの情報提供や、理由や目的を含めた情報提示があげられました。こうした現状から、看護補助者に指示を出す際は、わかりやすく具体的に伝えることが求められるといえます。またそのためには、依頼者である看護師自身が情報の内容を十分理解することが必要です。

　看護におけるタスクシフト・シェアを考える際は、看護補助者を"活用する"というとらえ方をするのではなく、"より良い協働"という意識を持つことが鍵となります。しかし現状では、病院全体の中で、まして社会の中で、医療チームに看護補助者が含まれていることを理解されていない状況があります。まず

は看護部および病院全体の中で、看護補助者がチームの一員であることを明確にし、その役割についての認識を共有することが必要と考えます。

看護提供システムの変化

❏ 新しい情報技術の活用の可能性

　タスクシフト・シェアの鍵を握るもうひとつの救世主が、ICT（情報通信技術）などの新しい情報技術であると考えます。さらに今、国は、情報社会（Society4.0）に続き、新たな社会として Society 5.0 の実現を目指しています。Society 5.0 は 2016 年 1 月に閣議決定され政府が策定した「第 5 期科学技術基本計画」の中で提唱されました。サイバー空間（仮想空間）とフィジカル空間（現実空間）を高度に融合させたシステムにより、経済発展と社会的課題の解決を両立する、人間中心の社会（Society）と定義されています[4]。つまりICT や IoT（Internet of Things）、AI（人工知能）などのテクノロジーによってオンライン空間と現実世界をつないで、さまざまな社会問題を解決し、人々が快適に自分らしく暮らせる社会と解釈しています。

　筆者らは、看護の中で ICT、IoT、そして未知ではありますが AI の活用が進むことは大いに賛成です。とくに働き方改革に向けては、それらの活用がいちばんの近道ではないでしょうか。人口減少に向かう中、職種間のタスクシフト・シェアが急務であることに違いはありませんが、人から人へのタスクシフト・シェアは感情も伴うため容易ではありません。人からモノへシフトするほうがシステム化のハードルが低いように思います。

❏ 看護提供のシステム化とチーム医療の進展

　看護提供の歴史は、システム化を重ねて発展してきたという見方もできます。戦後の GHQ による改革は、病院内で付き添う家族を看護師に代える、すなわち看護の外部システム化から始まりました。さらに、医療や看護ケアの責任は病院にあるという組織管理システムを浸透させることが課題でした。その後、日本が経済成長を遂げる中で、1970 年代頃から医療において IT が活用され始め、電子カルテが誕生したのは 1999 年です。看護師も電子カルテで患者

情報を管理し、データを活用した業務改善から質管理までを行うようになりました。これらのデータで示されるエビデンスは、業務効率化だけでなく、職種間の共通言語としてチーム医療推進にも貢献したといえます。電子カルテ上でクリティカルパスを共有することで、多職種間の情報共有・連携は飛躍的に進みました。このような経緯からも看護業務をタスクシフト・シェアする相手として、ICTなどのテクノロジーの活用をぜひとも視野に入れるべきと考えます。

❏ ICTに委譲できる看護業務とは

では実際、現場ではどのような看護業務をICTなどにタスクシフト・シェアできると考えているのでしょうか。筆者らが行った調査（図2）では、看護師（n＝926）がICTなどにタスクシフト・シェア（＝調査では「委譲」）できると考える業務は、情報共有と記録に関するものが多いことがわかりました。また「バイタルサインの測定」も3割を超えていました。

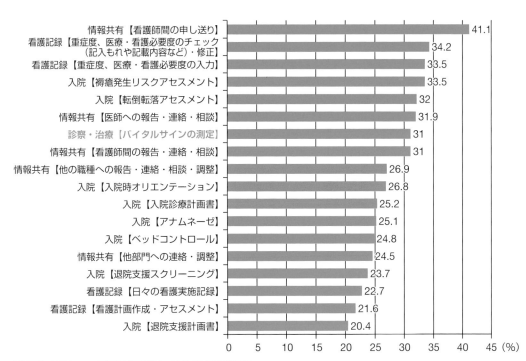

図2 ICTへの委譲が可能と考える看護業務

（20%以上の看護師が「ICTに委譲できる」と回答した看護業務を抜粋）

出典：平成30年度厚生労働科学特別研究事業「効率的な看護業務の推進に向けた実態調査研究」（研究代表者：坂本すが）

ICT などのテクノロジーが人に取って代わり看護のすべてを行えるとは思いません。Society5.0 においてもゴールは「人間中心の社会」です。では人にしかできない看護とは何でしょうか。看護が大事にしていることは何でしょうか。タスクシフト・シェアを行うことでそれが損なわれることにはならないでしょうか。看護管理者はこのようなことを意識しながら、患者最善に向かってタスクシフト・シェアを進めていく必要があります。

地域包括ケア時代のタスクシフト・シェアの課題

　最後に、これからの地域包括ケア時代、タスクシフト・シェアの相手は院内にとどまらないことを述べます。周知の通り、在院日数の短縮化による早期退院により、入退院支援は看護師にとって重要かつ悩ましい業務のひとつになりました。当然ながら看護師という１つの職種で解決できることではなく、院内外の多様な職種と連携・協働を図っていかなくてはなりません。超高齢社会に突入した今、治らない慢性的な疾患を抱えながら暮らす人々を支えるため、医療と生活支援が手を組むことは必至です。

　地域に出ると、診療所の医師や訪問看護師、ケアマネジャー、介護施設、場合によっては福祉用具貸与などの業者とも連携、すなわち密に連絡を取り、目的に向けて一緒に物事を進める必要がありますが、これはたやすいことではありません。ある学会シンポジウムで「これからは医療職だけの連携ではなく、地域の郵便配達員や宅配業者のように安否確認が可能な人や、何かあったときに相談できる人など、住民を巻き込んだ連携も視野にいれるべきではないか」との提言がありました。まさにその通りで、病気に関することだけでなく、生活を含めてその人が行えない部分を支えていくという仕組みができないだろうかと考えます。

　ひとつ参考になるのが、カナダの在宅看護システムです。同国の病院数は日本の５分の１ほどで、自己負担がないかわりに患者は短期間で退院を余儀なくされるため、平均在院日数は２日間と短くなっています。2019 年にカナダで在宅ケアサービスを提供する４つの会社の本部を視察しましたが、大きな違いは、日本の訪問看護ステーションが看護師を含むスタッフ数名からなる小規模施設なのに対し、カナダでは看護師のほか、理学療法士、栄養士、介護士、職

業訓練指導員、レクリエーション企画者、ドライバーなど多種多様なスタッフ数万人を有する大規模施設であることです。受付はすべて本部のセンター相談窓口が担い、状況に応じて必要な職種のスタッフを訪問させます。患者の病気だけでなく、生活習慣や住宅環境を見ながら、予防も含め、ケア・支援をしていくことは日本の看護とも共通していますが、カナダは家族全体までケアします。それこそ家の掃除なども、コミュニティの人を活用しながら行うことがシステム化されていました。

　日本では、退院後の生活と医療を地域の誰につなぐかについては多くの看護師の課題ですが、院内から院外の職種へタスクシフト・シェアを進めていくという意識は顕在化していないかもしれません。しかし先を見て、国民が安心して暮らせるシステムを目指し、院外の職種あるいは地域の医療以外の職種や住民にタスクシフトあるいはシェアできる業務は何かを話し合い、準備を進めていく時期にきているのではないかと考えます。

📖 引用・参考文献

1) 厚生労働省. 令和3年度 第1回医療政策研修会及び地域医療構想アドバイザー会議. 医師の働き方改革について. https://www.mhlw.go.jp/content/10800000/000818136.pdf. 3.
2) 厚生労働省.「医師の働き方改革に関する検討会」での検討状況と今後の方向性. https://www.fukushihoken.metro.tokyo.lg.jp/iryo/sonota/kinmukankyoukaizen/kinmukankyoukaizen/seminar/30seminar.files/kourouiseikyoku.pdf. 43.
3) 令和元年度厚生労働行政推進調査事業費補助金（厚生労働科学特別研究事業）総括研究報告書. 看護師と看護補助者の協働の推進に向けた実態調査研究. 研究代表者：坂本すが.
4) 内閣府. Society5.0. https://www8.cao.go.jp/cstp/society5_0/（2021年12月23日閲覧）
5) 平成30年度厚生労働行政推進調査事業費補助金 厚生労働科学特別研究事業. 効率的な看護業務の推進に向けた実態調査研究. 研究代表者：坂本すが.

3 医師の働き方改革と 看護師特定行為への期待

社会福祉法人 日本医療伝道会 衣笠病院グループ相談役
よこすか地域包括ケア推進センター長
武藤正樹

医師の働き方改革 〜8万人の勤務医の時間外労働が消える〜

　2024年4月から始まる医師の働き方改革のもと、医師から看護師への業務移管（タスクシフト）に大きな期待がかかっています。本稿ではとくに特定行為研修修了者（以下、研修修了者）が医師の勤務時間短縮にどのような効果を上げているのか、2021年の医療法改正により進む多職種へのタスクシフト、そしてナースプラクティショナーの制度化への期待について見ていきます。

　一般企業では2019年4月より働き方改革関連法が本格実施されました。改正前の労働基準法によれば、法定労働時間は1日8時間、1週40時間です。これを超えて労働させるためには労働基準法第36条協定、いわゆる36（サブロク）協定の締結・届け出が必要です。しかし改正前までは特別条項を結べば例外的に時間外労働の限度時間をも超えることができました。つまり時間外労働に上限はなく、青天井だったのです。今回の労働基準法の改正は、この時間外労働の青天井に上限規定（キャップ）をはめることに他なりません。

　この時間外労働の上限規定は、2024年4月より医師にも適応されます。まず2024年4月からはA水準と呼ばれる時間外労働の上限時間「年960時間以下・月100時間未満」が標準の労働時間となります。現状では、この960時間以内の働き方を行っているのは、勤務医20万人のうち6割・12万人です。

　このA水準、年960時間以下・月100時間未満という働き方の具体的なイメージは次のようになります。毎日ほぼ定時に帰り、当直は週1回、月2回は週休2日を取得するペースの働き方です。しかしこの標準的な働き方のA水準をすべての勤務医に課すことは、現状では無理があります。というのも勤務医がそれ以上の時間外労働を行い、救急などの地域医療を支えているからです。

　このため対象医療機関を限定したうえで、年1,860時間以下まで働ける特例上限を設けて、それを地域医療確保暫定特例水準（B水準）とすることになり

ました。現状でB水準に該当するのは勤務医の3割・6万人で、主に大学病院や三次救急病院で働く医師たちです。しかしB水準も2024年から2035年度末までの10年間の暫定案です。2036年度からはこのB水準の働き方も解消されることになります。

しかしこの特例上限のB水準の設定については批判が相次ぎました。そもそも年間1,860時間という例外規定は、一般労働者の年間720時間と比較しても2.5倍近くと大幅に超えています。これは過労死が2回できるくらいのレベルの労働です。さらに問題は、この過酷な1,860時間を超えて働く勤務医が20万人のうち2万人、1割もいるという事実です。このB水準超えの時間外労働については2024年4月より即刻、禁止の対象となります。これに違反した場合、医療機関の管理者は厳しく罰せられます。

そしてさらに大問題なのが、医師の副業・兼業問題です。たとえば医師が大学から市中病院へ外来や日当直に出向く場合でも、副業・兼業時間は労働時間と見なされて本業の労働時間と通算してカウントされます。このため副業・兼業をすると、時間外労働時間のB水準をオーバーする医師が出てきます。結果、大学からの医師派遣ができなくなる事態が起こり得ます。筆者が勤務する横須賀の衣笠病院グループでも、近隣の公的病院からのこうした専門外来の医師派遣に頼っています。市中病院の8割が、何らかのかたちで大学病院や公的病院からの副業・兼業医師に頼っているのです。働き方改革はこのような医師の派遣にも影響を及ぼします。

この副業・兼業問題の危機感は、日本病院会が2019年10月に公表したアンケート調査結果からもうかがえます。アンケート調査によると病院長の6割が「医師の働き方改革で地域医療崩壊」を見通していることが判明しました。具体的には、働き方改革による病院の救急医療からの撤退、外来診療の制限・縮小、病院の経営破綻、産科・小児科医療からの撤退などを危惧する声が大きくなっています（次ページ図1）。

実際に2024年4月からのB水準超えの2万人の医師解消は、2004年の新医師臨床研修制度に伴う医療崩壊にも匹敵する規模です。かつて2004年に新医師臨床研修制度がスタートしたとき、それまで卒後ストレートインターンとして各診療科に配属されていた医師が、突如、研修医となり、多科ローテーション研修を行うようになりました。当時の医学部卒業生は7,500人だったの

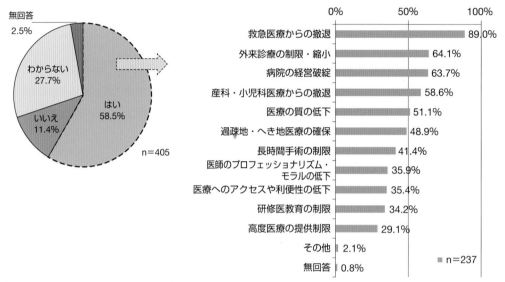

⑤ 医師の時間外労働の上限規制は、
　地域医療の崩壊を招く危険性があると思いますか。

⑥ ⑤で「はい」と回答した病院にお聞きします。
　どのような影響があると考えますか。（複数回答可）

無回答 2.5%
わからない 27.7%
いいえ 11.4%
はい 58.5%
n＝405

- 救急医療からの撤退 89.0%
- 外来診療の制限・縮小 64.1%
- 病院の経営破綻 63.7%
- 産科・小児科医療からの撤退 58.6%
- 医療の質の低下 51.1%
- 過疎地・へき地医療の確保 48.9%
- 長時間手術の制限 41.4%
- 医師のプロフェッショナリズム・モラルの低下 35.9%
- 医療へのアクセスや利便性の低下 35.4%
- 研修医教育の制限 34.2%
- 高度医療の提供制限 29.1%
- その他 2.1%
- 無回答 0.8%

n＝237

図1　働き方改革が地域医療に及ぼす影響

出典：一般社団法人日本病院会医療政策委員会. 2019年度 勤務医不足と医師の働き方に関するアンケート調査報告書. 2019年10月, 73.

で、およそ研修2年間で1.5万人の医師が研修医となり、それまでの医師の労働市場から突如として消えたのです。しかも研修医の多くがそれまで選んでいた大学病院から市中病院へ流れ出たので、大学病院での医師不足が顕著となりました。そこで大学病院はその労働力を穴埋めするために、大学から市中病院に派遣している医師の引き上げを行いました。このため地域医療の現場は大混乱に陥りました。

　今回の働き方改革による労働時間の上限設定で、2024年4月からB水準超えの2万人の医師の時間外労働が消えます。さらに2036年4月からはB水準の6万人の医師の時間外労働が消えます。あわせてなんと8万人の医師の時間外労働が消えるのです。8万人の医師の代わりを誰が担うのでしょう。それまでに働き方改革を達成しなければ、日本の地域医療は大きな混乱に見舞われること間違いなしです（図2）。

　では、こうした勤務医の働き方改革、すなわち勤務医の勤務時間短縮のためのタスクシフト、タスクシェアリングについて見ていきましょう。

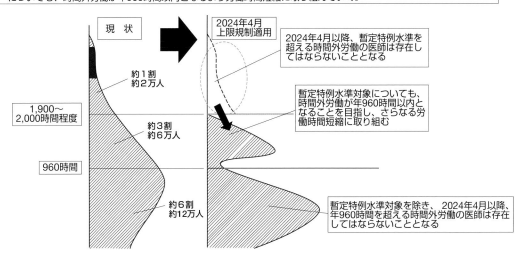

□ 2024年4月以降、暫定特例水準を超える時間外労働の医師は存在してはならないこととなり、暫定特例水準対象の医師についても、時間外労働が年960時間以内となるよう労働時間短縮に取り組んでいく。

現状

2024年4月上限規制適用

2024年4月以降、暫定特例水準を超える時間外労働の医師は存在してはならないこととなる

約1割
約2万人

1,900〜2,000時間程度

暫定特例水準対象についても、時間外労働が年960時間以内となることを目指し、さらなる労働時間短縮に取り組む

約3割
約6万人

960時間

約6割
約12万人

暫定特例水準対象を除き、2024年4月以降、年960時間を超える時間外労働の医師は存在してはならないこととなる

図2 病院勤務医の働き方の変化のイメージ（時間外労働の年間時間数）

出典：厚生労働省. 第16回医師の働き方改革に関する検討会資料：時間外労働規制のあり方について③（議論のための参考資料）. 2019年1月11日, 5.

研修修了者の活用は医師の勤務時間短縮に効果あり

　　2020年12月、厚生労働省の『第7回 医師の働き方改革を進めるためのタスク・シフト／シェアの推進に関する検討会』（座長：永井良三 自治医科大学学長）で、タスクシフト・シェアの議論が報告されました。

　報告書[1]では、現行法で医師から他の職種への移管が可能な業務のうち、とくに推進するものや、移管には法改正が必要な業務に関する要件などが明示されました。その中でもすべての医療機関は、医師の労働時間の短縮を進めるために、タスクシフト・シェアに取り組む必要があることが強調されました。また、研修修了者の院内での活動についても報告され、研修修了者の配置により、医師の年間平均勤務時間が有意に短縮したとの報告がありました。これにより「看護師がより高度、かつ専門的な技能を身につけることが医師の労働時間短縮にも非常に大きな役割を果たす可能性がある」と指摘しています。そのことを広く周知し、研修パッケージ化を活用するなどして、看護師特定行為研修を一層推進すべきだとしました。

　この報告書の中で取り上げられている、2019年度の厚生労働科学研究費補

助金『看護師の特定行為の修了者の活用に際しての方策に関する研究』(研究代表者：真田弘美) の中間報告[2]を見ていきましょう。

　研究では、カルテによる後ろ向き調査および研修修了者へのヒアリングを行いました。調査項目は病棟管理 (平均在院日数、指示出し時間、指示回数、病棟看護師残業時間)、手術件数、外科入院総収入です。調査期間は研修修了者配置前の 2016 年 4〜7 月と、配置後の 2018 年 4〜7 月の比較研究です。調査施設は 148 床の二次救急拠点病院で、配置は消化器外科に 3 名の研修修了者 (21 区分すべて修了) です。

　研究結果を見ると、研修修了者の配置前に比べ、配置後には消化器外科の医師による 1 週間当たりの指示回数が計 692 回から計 200 回と 71%の大幅減少、医師による夜間帯 (19 時以降) の指示回数も月 77 回から 21 回と 72%も減少しました。また病棟看護師の月平均残業時間も 401.75 時間から 233.25 時間と 41%も減少しました。減少した理由は、研修修了者が医師による事前の包括的指示に基づき対応することが可能となり、医師の指示をその都度依頼する必要がなくなったため指示回数が減少したと考えられます。とくに抗菌薬投与などがタイムリーに実施できていることが、研修修了者へのヒアリングでわかりました。

　また同研究では医師の労働時間短縮への影響も見ています (図 3)。研究デザインは後ろ向き調査および研修修了者へのヒアリングです。調査項目は出退勤時刻に基づいた医師の年間勤務時間で、調査期間は研修修了者配置前の 2016 年度と、配置後の 2017 年・2018 年度の比較研究です。調査施設は 500 床以上の特定機能病院で、配置は心臓血管外科に 2 名の研修修了者 (21 区分すべて修了) です。

　この研究結果によると、研修修了者の配置前は医師の年間平均勤務時間が 2390.7 時間でしたが、配置後には 1944.9 時間と 19%も短縮しています。ヒアリングにより、研修修了者の活動内容は次のようなものでした。病棟管理を主とし、それまで医師が実施していた外来との調整や入院のベッドコントロールを研修修了者が実施。医師不在時は研修修了者が病棟看護師から相談・報告を受けて医師の包括指示の範囲内で対処。研修修了者 2 名で 1 カ月に 28 の特定行為を計 281 件実施。その実施内容は、術前の患者管理 (検査・他科依頼・麻酔科外来)、心臓血管外科外来、病棟回診・処置の介助、看護師との合同カン

（研究方法）

デザイン：後ろ向き調査および研修修了者へのヒアリング

調査項目：出退勤時刻に基づいた医師の年間勤務時間

調査期間：特定行為研修修了者配置前　2016年度

　　　　　特定行為研修修了者配置後　2017年・2018年度

調査施設：特定機能病院（500床以上）

修了者の配置：心臓血管外科に2名の
　　　　　　　特定行為研修修了者（21区分修了）を配置

（研究結果）

特定行為研修修了者の配置前と比べ、

配置後に医師の年間平均勤務時間が有意に短縮。

	配置前	配置後	P値
医師1人当たりの年間平均勤務時間	2390.7時間（SD:321.2）	1944.9時間（SD:623.2）	0.008

研修修了者の活動内容

◆病棟管理を主とし、それまで医師が実施していた外来との調整や入院のベッドコントロールを実施

◆医師不在時は、病棟看護師からの相談・報告を受けて、医師の包括指示の範囲内で対処

◆修了者2名で、1カ月間で28の特定行為を計281件実施

＜実施内容＞

術前の患者管理（検査・他科依頼・麻酔科外来）、心臓血管外科外来、病棟回診・処置の介助、看護師との合同カンファレンス、ICUでの術後管理（人工呼吸器管理など）、CV抜去やPICC挿入、輸液量の調整など

【出典】令和元年度厚生労働科学研究費補助金

看護師の特定行為の修了者の活用に際しての方策に関する研究　研究代表者　真田弘美　中間報告

＜ヒアリング前1カ月間で実施した特定行為＞

特定行為	実施件数
経口用気管チューブまたは経鼻用気管チューブの位置の調整	5
侵襲的陽圧換気の設定の変更	20
非侵襲的陽圧換気の設定の変更	3
人工呼吸管理がなされている者に対する鎮静薬の投与量の調整	10
人工呼吸器からの離脱	5
気管カニューレの交換	5
一時的ペースメーカの操作および管理	11
一時的ペースメーカリードの抜去	9
経皮的心肺補助装置の操作および管理	5
大動脈内バルーンパンピングからの離脱を行うときの補助の頻度の調整	1
心嚢ドレーンの抜去	11
低圧胸腔内持続吸引器の吸引圧の設定およびその変更	11
胸腔ドレーンの抜去	12
中心静脈カテーテルの抜去	11
末梢留置型中心静脈注射用カテーテルの挿入	8
褥瘡または慢性創傷の治療における血流のない壊死組織の除去	2
創傷に対する陰圧閉鎖療法	18
創部ドレーンの抜去	7
直接動脈穿刺法による採血	23
持続点滴中の高カロリー輸液の投与量の調整	7
脱水症状に対する輸液による補正	20
感染徴候がある者に対する薬剤の臨時の投与	4
インスリンの投与量の調整	5
持続点滴中のカテコラミンの投与量の調整	20
持続点滴中のナトリウム、カリウムまたはクロールの投与量の調整	13
持続点滴中の降圧剤の投与量の調整	22
持続点滴中の糖質輸液または電解質輸液の投与量の調整	10
持続点滴中の利尿剤の投与量の調整	3

図3 研修修了者配置による医師の労働時間への影響

出典：厚生労働省．第7回医師の働き方改革を進めるためのタスク・シフト/シェアの推進に関する検討会資料：参考資料＜別添1＞．2020年12月，12．

ファレンス、ICUでの術後管理（人工呼吸器管理など）、中心静脈カテーテル抜去、PICC挿入、輸液量の調整などでした。

医療法改正で進むタスクシフト

　こうした医師から他職種へのタスクシフトには、法改正が必要な場合も多くあります。特定行為研修は2014年の保健師助産師看護師法（保助看法）の改正が必要でした。保助看法改正により、医師がこれまで行ってきた医療行為のうち21区分38行為は研修修了者にタスクシフトできるようになりました。これにより2015年からは特定行為研修が始まりました。研修修了者は2021年

9月時点で4,393人です。これを特定行為研修のパッケージ化などで研修の効率化を図り、2023年度末までに1万人の養成を行おうとしています。

パッケージ化により38行為を「外科術後病棟管理領域」「術中麻酔管理領域」「在宅・慢性期領域」「救急領域」「外科系基本領域」「集中治療領域」の類型ごとに再編成し、研修期間も短縮化・効率化します。さらに診療報酬でも後押しします。2020年度の診療報酬改定から研修修了者は総合入院体制加算、麻酔管理料、糖尿病合併症管理料、糖尿病透析予防指導管理料、在宅患者訪問褥瘡管理指導料、特定集中治療室管理料、特定保険医療材料などの項目ですでに評価されています。2022年度の改定でもその評価対象が広がることが期待されています。

また日本看護協会は、従来からある認定看護師が特定行為研修を修了した場合、「特定認定看護師」と名乗ることを可能としました。認定看護師とは、ある特定の看護分野において熟練した看護技術と知識を有する者を日本看護協会が認定する看護師のことで、全国に2万人ほどいます。そのうち特定認定看護師は2021年6月までに922名に達したといいます。登録された特定認定看護師は「皮膚・排泄ケア」が最多の300人、救急医療や集中治療にあたる「クリティカルケア」が217人、新型コロナウイルス感染症への対応で注目された「感染管理」が96人、「糖尿病看護」が81人などとなっています。こうした特定認定看護師にも期待が集まります。

そして2021年3月時点で、特定行為研修を行う指定研修機関は全国に272あります。2023年度末までに1万人の養成を行うには、指定研修機関を今以上に増やさなければなりません。全国79の大学附属病院のすべてに指定研修機関を設置する必要があるでしょう。

❑ 看護職以外の他職種へのタスクシフトの推進

2021年6月の医療法等の関連法の改正では、こうした看護師へのタスクシフトに加えて、診療放射線技師、臨床検査技師、臨床工学技士、救急救命士へのタスクシフトを推進することになりました。

今回の改正で、診療放射線技師はRI検査のために静脈路を確保し、RI検査医薬品を投与する行為、そして投与終了後に抜針および止血する行為、さらに在宅における超音波検査もできるようになります。

臨床検査技師も造影剤注入において静脈路を確保して、造影剤を接続し、注入する行為、造影剤の投与が終了した後に抜針および止血する行為を行えます。

　臨床工学技士も手術室などで生命維持管理装置や輸液ポンプ・シリンジポンプに接続するために静脈路を確保し、それらに接続する行為、輸液ポンプやシリンジポンプを用いて薬剤（手術室などで使用する薬剤に限る）を投与する行為、投与終了後に抜針および止血する行為などができるようになります。すでに奈良県立医科大学では、臨床工学技士が深刻な医師不足に悩む麻酔科で麻酔アシスタントとして活躍しています。同医大では麻酔科医師のもと、危機管理や術前準備、麻酔導入、麻酔維持、退室準備などを行っています。

　また救急救命士は、これまで、医療機関に搬送されるまでの間、病院到着前に重度傷病者に対して実施可能な救急救命処置を行っていました。今回の医療法改正で、これらの行為を病院内の救急外来においても実施することが可能となりました。救急救命士の年間国家試験合格者は、現在、毎年約 2,500 人程度いますが、地方公務員の消防士として採用されるのは定員の関係もあって 800 人程度です。残りは教員として、または病院や警察などで働いています。こうした救急救命士を活用することを法的に裏づけるために、今回法改正が行われました。

❏ スチューデント・ドクターの活用

　さらに今回の医療法改正では医師養成課程を見直し、スチューデント・ドクター（Student Doctor）の医療行為を法的に位置づけることになりました。スチューデント・ドクターとは、2005 年から始まった医療系大学間共用試験であるコンピュータ客観試験（CBT）と客観的臨床能力試験（OSCE）の結果、臨床実習を開始する前に備えておくべき知識・技能・態度を身につけていることが認められた医学生のことです。CBT はコンピュータによる筆記試験、OSCE は模擬患者などを用いた実地試験です。この試験を医学部 6 年間の 4 年次に受験して、これに合格して初めて 5 年次からの臨床実習に参加することが許されます。改正では、この共用試験合格を医師国家試験の受験資格の要件とし、同試験に合格した医学生が臨床実習として医行為を行うことができることを、法文上も明確化しました。

　具体的には、スチューデント・ドクターは臨床指導医の指導のもと、患者の

同意を得て、次の医行為を実施できることとなりました。臨床実習中に開始されるべき医行為の案としては、必須項目として、静脈採血、胃管挿入、皮膚縫合、超音波検査、処方・点滴オーダーなどがあり、また推奨項目としては分娩介助、小児からの採血、膿瘍切開、排膿、気管挿管などがあげられています。

　現在、臨床実習に参加する5年次、6年次のスチューデント・ドクターはおよそ1.8万人います。こうしたスチューデント・ドクターのマンパワーにも期待がかかります。筆者は1987年から2年間、ニューヨークの州立病院に留学していました。そのときすでに米国の病院の救急外来ではスチューデント・ドクターの医行為が認められていて、チーム医療の中で欠かせない一員になっていたことを覚えています。

ナースプラクティショナー制度の導入

　最後に医師から看護師へのタスクシフトとして、ナースプラクティショナー（Nurse Practitioner：NP）について見ていきましょう。

　前述したように筆者は1980年代の後半に、ニューヨークのブルックリンにあるニューヨーク州立大学の家庭医療学科（ファミリープラクティス）に留学していました。そのときファミリープラクティスの外来でNPと一緒に働いたことがあります。このときのNPの印象は日本でもよくいる「しっかりした看護主任さん」のイメージで、ファミリープラクティスの外来には欠かせない医師のパートナーでした。

　米国ではこのNPの資格を持った看護師が、病院・診療所の外来や、ナーシング・ホーム、地方の無医地区の診療の場で活躍しています。米国のNPはそれまで医師が行ってきた検査オーダーや処方の一部を、医師から権限を移管されて行っています。

　米国では、NPの歴史は1965年にさかのぼります。当初、NPは医師が行きたがらない僻地での医療提供を目的に、コロラド大学において養成が始められました。その後は実績を重ね、現在では、小児、ウィメンズヘルス（女性の健康）、高齢者、精神、急性期の5つの領域をはじめとして、救急、家族、新生児などの11領域にその活躍の舞台を広げています。その業務範囲も、予防的ケアやプライマリーケア分野、急性期および慢性期の患者の健康管理、健康教

育、相談・助言など多岐にわたっており、州によっては限定された薬の処方や検査の指示を出す権限も認められています。NPの具体的な業務としては、患者のフィジカルアセスメントを行い、正常所見と異常所見の判別を行います。そして急性期の感染や外傷患者、慢性期の糖尿病や高血圧患者に対して、医師とあらかじめ協議した業務手順（プロトコール）に基づいて、診断に必要な臨床検査やレントゲン検査の指示を出し、その結果を分析し、必要な薬剤の処方や処置の指示を出すこともします。また患者がセルフケア能力を高めるように、健康教育やカウンセリングも行います。

　このように米国ではNPが、本来は医師が行う診断行為の一部や、限定的であるとはいえ薬の処方、検査オーダーなどを行っています。このことに対しては当初、米国の医師会、薬剤師会から大反対の声があがりました。しかし1985年に米国連邦議会技術評価局によって行われた「ナース・プラクティショナー、医師アシスタント、助産看護婦の政策分析」という報告書の中で、次のようにNPに対して積極的な評価がなされたこともあり、しだいにNPは米国医療界に受け入れられていきます。報告書では「NPのケアの質は医師と同等であり、とくに患者とのコミュニケーション、継続的な患者の管理は医師よりも優れている」「過疎地住民、ナーシング・ホーム在院者、貧困者など、医療を受ける機会に恵まれない人々にNPは有効である」としています。

　当初、日本で看護師の特定行為研修の議論が始まったとき、筆者は米国のようなNPを想定した議論になるのかと考えていました。しかしその後の議論ではタスクシフトの範囲は限られ、38行為に絞りこまれました。一方、大学院レベルで38行為すべてを研修した研修修了者も増えています。こうした研修修了者については、さらなる研修を行って、従来の特定行為の業務範囲を超える米国のようなNPの資格を与えてもよいのではないかと考えます。

　こうしたNPは米国をはじめ、カナダ、アイルランド、オーストラリア、ニュージーランド、オランダ、シンガポールなどですでに活躍しています。また英国、スウェーデン、アイルランド、スペイン、デンマークでは看護師による薬剤処方も始まっています。わが国でももう一度、日本版NPの議論が再開されることを期待したいところです。

＊

　本稿では、医師から看護師へのタスクシフトを振り返ってみました。医師の

働き方改革は近年にない医療界の大変革を生むでしょう。そして看護師をはじめ多くの職種で、従来の業務範囲を超える役割の見直しが起きるでしょう。そのような改革の中で新職種や新業務が次々と生まれてきます。こうした時代をぜひ前向きにとらえて、看護職の新時代を切り開いてほしいものです。

📖 引用・参考文献 ⋯⋯⋯⋯⋯⋯⋯⋯⋯⋯⋯⋯⋯⋯⋯⋯⋯⋯⋯⋯⋯⋯⋯⋯⋯⋯⋯⋯⋯⋯⋯⋯

1）厚生労働省. 第7回 医師の働き方改革を進めるためのタスク・シフト/シェアの推進に関する検討会資料. 2020年12月.
2）厚生労働省. 第7回医師の働き方改革を進めるためのタスク・シフト/シェアの推進に関する検討会資料：参考資料＜別添1＞. 2020年12月, 11-2.
3）公益社団法人日本看護協会. タスク・シフティングに関するヒアリング. 厚生労働省ヒアリング. 2019年7月26日.

第2章

働き方改革における看護管理者の役割
～タスクシフト・シェアをどう進めていくか～

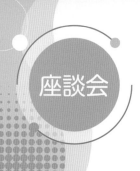
協働の鍵は看護管理者にあり！
看護現場のタスクシフト・シェアをどう進めていくか

医療現場の働き方改革が急速に進む中、看護の現場でもタスクシフト・シェアの推進が求められている。現場改革を進めるうえで看護管理者が担う役割とは？ 本座談会では看護補助者との協働にスポットを当て、病院の看護管理者、看護補助者の立場からタスクシフト・シェアのあり方についてお話いただいた。

看護師と看護補助者の協働の現状

坂本・本谷・堀込 私たちは2019年度に厚生労働省の補助金事業として『看護師と看護補助者の協働の推進に向けた実態調査研究』[1]を実施しました。本日は司会として、看護師と看護補助者の協働をテーマに、タスクシフト・シェアにおける看護管理者の役割についてお話をうかがっていきたいと思います。まずは小坂さんと朝穂さんに自院の看護補助者との協働体制についてご紹介いただきます。

小坂 相澤病院は1908年に創業し、今年で113年になります。開業医からスタートし、現在は急性期をメインとする460床の病院です。当院には看護職員が約530名、看護補助者は約90名います。うち50名ほどが介護福祉士で、初任者研修修了者は30名弱、無資格者も10名ほどいます。看護補助者は、看護部とは別組織の病棟看護支援センターに所属しており、看護師と横並びの立場で協働しています。看護補助者は病棟看護支援センターから各病棟に配属されますが、センター長が勤務表を調整し、なるべくいつも同じメンバーで勤務できる看護体制をとっています。2012年から現在の体制づくりを進めてきて、導入当時はいろいろともめることもありましたが、現在は問題なく運用しています。

朝穂 新久喜総合病院は山口県下関市からスタートしたグループ病院の1つで

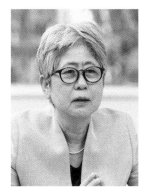

坂本 すが

（さかもと・すが）

東京医療保健大学副学長・看護学科長。和歌山県出身。1972年和歌山県立高等看護学校保健助産学部卒業。1976年関東逓信病院（現・NTT東日本関東病院）入職。同産婦人科病棟婦長などを経て、1997年〜2006年看護部長を務める。2006年東京医療保健大学看護学科学科長・教授就任。2007年埼玉大学大学院経済科学研究科博士課程修了。2009年中央社会保険医療協議会専門委員。2011年6月〜2017年6月、公益社団法人日本看護協会会長。2017年6月より現職。2017年10月〜笹川記念保健協力財団会長アドバイザー、2021年3月〜日本看護管理学会理事長を務める。

す。九州、山口、関東と25病院あり、そのうち18病院が関東にあります。関東は回復期リハビリテーション病院が大半の中、急性期病院として初めて設立されたのが当院です。設立から6年目で、まだ組織づくりを行っている段階です。急性期259床、ICU 18床、HCU 16床のほか、回復期リハビリテーション病棟が98床あり、全部で391床あります。看護職員は約520名、そのうち約75名が看護補助者で、看護部が管轄しています。当院も介護福祉士が75名中20名ほどいます。悩みは看護補助者の採用がなかなか難しいことですね。そのため昨年、グループ全体で看護補助者の給与などの見直しを行いました。また介護福祉士への資格手当として月々2万円を支給しています。資格を取ってキャリアアップを目指す人たちも出てきて、自主的な研修や勉強会も行われています。ただ、看護師と看護補助者の業務シフト・シェアについてはどこかモヤモヤするところもありまして（笑）。のちほどお話しできればと思います。

坂本 今回は看護補助者の立場から指原さんにもご参加いただいていますしね。

指原 私は看護補助者になる前は、長野県松本文化会館の事業課でさまざまなイベントの運営に携わっていました。中でも医学会や看護学会の打ち合わせを任されることが多く、医療関係の話題はいつも身近にありました。そんなご縁もあって、次に勤務した病院では看護補助者の仕事をしながら看護管理室と連携して看護補助者の組織づくりに関わらせてもらいました。病棟では他の看護補助者が気楽に悩みや相談を持ちかけてくれたので、その中で問題だと思うことがあれば看護師長や看護管理室の担当副部長に伝えて指示を仰ぐという、いわば問題解決のためのパイプ役を務めていました。また、看護補助者の採用面接官として参加したこともあります。面接を受ける方には面接時間より少し早めに来ていただいて、病棟業務のシャドーイングを行っていました。今日はそういった自身の経験をお話しできればと思います。

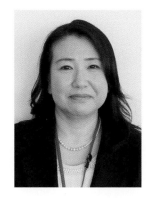

堀込 由紀
（ほりごめ・ゆき）
群馬パース大学保健科学部看護学科講師。1986年～2005年国立がん研究センター、独立行政法人国立病院機構高崎病院（現・独立行政法人国立病院機構高崎総合医療センター）で看護師として勤務。2008年高崎健康福祉大学大学院健康福祉学研究科医療福祉情報学専攻修士課程修了（医療福祉情報学）。2008年～2015年学校法人学文館上武大学看護学部看護学科講師。2015年名古屋商科大学大学院マネジメント研究科修了（経営学）。2017年より現職。

坂本　本日はよろしくお願いします。ではまず小坂さんにお聞きしたいのですが、相澤病院はどうして看護補助者が別組織に所属するかたちになったのですか。

小坂　もともとは当院に50床ほどの急性期リハビリテーション病棟があり、そこで看護師と介護福祉士を協働させようという理事長の考えのもと、介護福祉士の採用が行われました。その際に問題となったのが、看護師の態度です。介護福祉士に対して威圧的で上から目線。ナースコールが鳴っても看護師は対応しない。最初に入職した介護福祉士13名がほぼ1年で辞める事態となりました。一部残った人たちも院内デイサービスを立ち上げる仕事にシフトして、看護師との協働はしばらくなくなりました。

　当初は介護福祉士も看護部に所属していたのですが、デイサービスの立ち上げもあって、上下関係ではなく横並びで管理したほうがよいのではないかということになり、別組織が立ち上がりました。その後、2012年の診療報酬改定をきっかけに、これから看護補助者を増やしていくうえで、うまく協働していくための体制づくりの指示が院長から出されました。1年半ほどかけて手順の整備や最終責任者の任命、看護補助者からの報告事項など、細かな取り決めや仕組みをつくり上げていきました。並行して看護補助者の採用も行い、まずは1つの部署から始めて次の部署へとニーズをくみながら導入する病棟を増やしていきました。導入の際には私が直接病棟に出向いて、協働のルールや病院の方針などをスタッフに説明しました。当時は協働に対して不愉快に思う看護師も中にはいて、「私たちが信用できないのか」「文句があるのか」といったことも言われました。そのたびに「患者にとって何が望ましいかを考えてほしい。患者を第一に考えたら、自分たちの荷を少し下ろして協働していくことも必要ではないか」と根気強く話して理解を得ていきました。

朝穂　すごいですね。私はそうした看護師の反応を受けたことがないので驚き

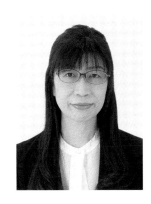

本谷 園子
（もとたに・そのこ）
東京医療保健大学大学院医療保健学研究科看護マネジメント学領域助教。1999年慶應義塾大学商学部卒業。2003年東京医科歯科大学大学院医歯学総合研究科医療経済学分野修了。その後、医療・看護系出版社勤務を経て、2011〜2017年公益社団法人日本看護協会に勤務。2017年より現職。

ました。相澤病院は看護師の協働に対する意識が高いのだと思います。

小坂 これはだいぶ前の話なので今と感覚が違ったんでしょうね。当時も清掃などを依頼する看護補助者の方はいましたが、本格的に協働するために日常業務を分担していくことが、当時の看護師には脅威に感じられたのだと思います。

坂本 医師と看護師とのタスクシフト・シェアの構図と似ていますね。医師の場合も、そう簡単に「看護師にやってもらいましょう」とはいかない。やはり協働には"信頼"が必要なのですよね。

堀込 そうした信頼を得るために工夫されていることはありますか。たとえば看護補助者の質を上げていくことも必要ですよね。

小坂 当院では人事考課で評価制度を設けていて、「この仕事ができると何等級」「この知識を学ぶと何等級」「スタッフに指導できるまで熟練したら何等級」といった具合に評価基準が決まっています。看護補助者たちもその一つひとつをクリアすることを励みにしているようです。

堀込 現在、看護師との協働で課題に感じることはありますか。

小坂 現状は看護師と看護補助者間のトラブルはあまりないですね。当院では看護師が入職する際に、看護師と看護補助者の協働に関するオリエンテーションを行っています。別組織で管理されていること、最終的な責任の所在、互いに報告する責任などを伝えています。上下関係をつくってはいけないことも伝えていますし、看護補助者に対する不適切な態度を二度と繰り返してはいけないと思っています。そうした意識が組織に根づいているのかもしれません。

坂本 別組織に分かれることで相手の仕事が見えてきて、信頼関係がつくられるようになったのかもしれませんね。タスクシフトの骨格となるものは、やはり互いの信頼だということが伝わるお話です。

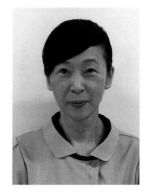

小坂 晶巳
（こさか・まさみ）

社会医療法人財団慈泉会相澤病院副院長・看護部部長。看護師として就労後、1997年信州大学医療技術短期大学部専攻科助産学特別専攻（現・信州大学医学部保健学科）卒業。同年、助産師として相澤病院に入職。2013年より現職。2018年に認定看護管理者を取得し、長野県看護協会教育委員会委員長も務める。2019年より日本看護協会看護業務の効率化・生産性向上のための支援策検討委員会委員。

看護補助者の能力や人間性を理解する

堀込　朝穂さんは先ほどモヤモヤを感じるとおっしゃっていましたが、どんなことを課題に感じていらっしゃるのですか。

朝穂　当院では看護補助者を「ケアワーカー」と呼ぶのですが、ケアワーカーと管理者のみでカンファレンスを行ったり、問題が発生した際にケアワーカーが別の病棟の管理者に相談に行ったりすることに少々違和感を感じています。病棟では看護師、看護補助者、その他メディカルスタッフ含めて1つのチームなのですから、カンファレンスや話し合いは皆で一緒に行う風土をつくる必要があると考えています。また回復期リハビリテーション病棟ではケアワーカーが受け持ち制のため看護師と一緒に患者ケアに入りますが、急性期病棟は受け持ち制ではなく、ケアワーカーが看護師の指示待ちになりがちです。看護師も、ケアワーカーに頼むより自分でやったほうが早いという意識が強く、協働がスムーズにいかない原因のひとつだと思っています。

堀込　先ほど「信頼」という言葉が出ました。看護師がケアワーカーの能力に対して信頼があれば、仕事の依頼の判断ができるようになるのでしょうか。

朝穂　介護福祉士の資格の有無やこれまでの経験値など、ケアワーカーのバックグラウンドはさまざまです。この人はどの程度までできて、どの程度の仕事を頼めるということを看護師がきちんと把握できていないのかもしれません。その点は管理者が働きかけていくべきだと思います。

指原　看護師が看護補助者の能力や人間性を理解しているかどうかでずいぶん変わってくると思いますね。日本看護協会から出されている『看護チームにおける看護師・准看護師及び看護補助者の業務のあり方に関するガイドライン及

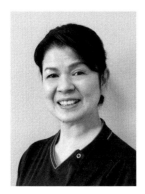

朝穂 美記子
（あさほ・みきこ）

社会医療法人社団埼玉巨樹の会新久喜総合病院看護部長。1980年大宮赤十字看護専門学校卒業。1980年4月～1983年3月大宮（現・さいたま）赤十字病院、1983年4月～1986年3月榊原記念病院にて勤務。1986年5月北里研究所病院にて看護師長、副看護部長（業務担当）を務める。2003年7月榊原記念病院看護部長、2007年4月北里大学北里研究所病院副院長・看護部長を歴任。2008年に認定看護管理者を取得。2017年4月より現職。

び活用ガイド』[2]の中には、看護師、准看護師、看護補助者の役割の違いや業務範囲が明確に示されています。ただ病棟の中では、その範囲外のこともたびたび起こります。ガイドラインに書いてあるからやらせない、ではなく、看護補助者の能力が判断できれば、看護師が業務を委譲して、看護師自身は患者の直接ケアに専念することも可能です。看護補助者の中にはもともと看護師として働いていた人もいます。そうした背景を理解していれば、より幅広い業務を委譲することができるのではないでしょうか。看護補助者も仕事を委譲されることで信頼されているという意識が得られ、さらに学びたいというやる気につながるんですよね。自分がチームの一員として働いているという意識を持てることがいちばん大切だと思いますし、入職時の研修やオリエンテーションで、看護補助者にそうした意識を落とし込んでいく必要があると思います。

本谷　現場感のあるお話ですね。看護補助者にそのような意識を持ってもらうためには、現状の研修時間では足りないことも課題です。今後、研修や教育、体制づくりで取り組んでいくべきことは何でしょうか。

指原　私はよく、看護補助者に必要な課題や要望を教育担当者に伝え、研修で取り上げてもらうようにしていました。その際、研修内容を看護補助者が理解するだけでなく、現場で協働する看護師にも知ってもらえるよう、研修やミーティングで伝えてほしいとお願いしていました。そうすることで、看護師も看護補助者の研修内容が何かを理解したうえで、安心して指示が出せると思います。また業務手順書のようなものがあると非常に助かりますね。看護補助者の研修時間をどのように確保するかも重要な問題で、病棟や看護師になるべく負担をかけずに研修を行うには、時間帯で看護補助者の人数を分けたり、看護師にも理解してもらえるような体制づくりを進めていかなければなりません。

坂本　ナイチンゲールが看護学校を作ったのと同じように、看護補助者もベー

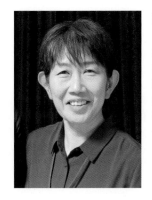

指原 和子
（さしはら・かずこ）
東京都出身。長野県松本文化会館事業課において主に医学会、看護学会を担当。その後看護補助者として信州大学医学部附属病院に入職。看護部看護管理室と連携して看護補助者の組織づくりを進める。看護補助者リーダー。長野県シニア大学松本学部社会活動推進員および講師を経て、抱生会丸の内病院に勤務。緩和ケア病棟の立ち上げ時にチームの看護補助者として業務確認や整備を担う。また地域の中では学生やアマチュアに向けた演劇指導を行っている。

スとなる教育や研修は絶対に必要ですよね。

指原 看護補助者にも看護師のクリニカルラダーのような教育システムは必要だと思います。さまざまな人間が集まるからこそ、病院単位ではなく、全国レベルで統一されたものがあるとよいですね。とくに入職時には看護補助者の概念や業務範囲、基本的な接遇や倫理に関して、早めに教育することが必要ではないでしょうか。

互いを尊重したコミュニケーションの重要性

本谷 先ほど話題に出た、看護師と看護補助者間の人間関係についてはいかがですか。

朝穂 看護師とケアワーカー間のトラブルはあまり聞きませんが、ケアワーカー同士は意外とありますね。

本谷 実は私たちの研究結果でもそうでした。事前の予想では看護師と看護補助者間の上下関係の問題が多いと考えていたのですが、実際は看護補助者間の関係性の問題が多く聞かれました。現場でトラブルが起こったときはどのように解決されているのですか。

朝穂 ケアワーカー間では本当にささいなことが原因で無視し合ったり、挨拶をしなかったり、口をきかなかったり……。それが原因で心を病んでしまう方もいました。所属長との話し合いで解決できることもありますが、解決に至らないときは当事者同士と私と師長の4人で話し合って問題解決することもあります。人間関係はなかなか奥が深くて大変ですね。

指原 看護補助者同士の人間関係でストレスを抱えたままでいると事故につな

がりかねませんし、辞めてしまう原因にもなります。また実際には看護師と看護補助者間のトラブルも多くあると聞きます。たとえば看護師の中には「入浴介助は看護補助者の仕事」という意識が強い方もいて、看護補助者が1人で1日中入浴介助をしていた例もあります。また看護補助者が腰を痛めて入浴介助ができなかったときに、看護師が「なぜ私が入浴介助をやらなければいけないの」と言ったこともありました。結局その看護補助者は次の日に辞めてしまったそうです。

　一方でコミュニケーションが良好な病棟もあります。看護補助者が1人しかおらず非常に忙しい病棟でしたが、入浴介助を依頼する際には必ず「今、お時間大丈夫ですか」と声をかけてくれる看護師がいました。朝からずっと大変な入浴介助が続いているときに、一言でも「今、大丈夫ですか」「〇分後でいいので」と声をかけてもらえると看護補助者としてはありがたく、気持ちも楽になるのでトラブルや仕事の抜け漏れなども起こりづらくなると思います。やはり信頼関係とコミュニケーションはチームにとって非常に大切ですよね。

堀込　何だか胸が締めつけられるお話ですね。看護師側の認識、相手を尊重し配慮するということも協働の鍵になりますね。

朝穂　スタッフには極力、ケアワーカーを名前で呼ぶことや、一方的に指示するのではなく人生の大先輩として敬意を払い「申し訳ないのですが」「今、大丈夫ですか」などといった言葉を添えることが大切だということを伝えていますが、なかなか浸透していないのが現状です。ケアワーカーには「看護師と一緒にベッドサイドに入るので安心してください」と伝えておきながら、看護師のほうは仕事を任せきりにするということが現場で実際に起きてしまっています。管理者として本当に気をつけなければいけないと思っています。

指原　看護補助者も依頼されて終わりではなく、必ず看護師への報告が必要です。報告・連絡・相談がきちんとできてこそ、互いに信頼関係が築けると思います。以前勤めていた丸の内病院では、患者の介助に関わる看護補助者は一部ではありますが看護記録を確認することができました。事前に病棟や患者の状態が把握できると業務や介助の助けになりますし、急な依頼や指示に対する準備や1日の業務計画が立てやすくなります。患者の状況を事前に知ることができる環境は、看護補助者にとって必要になってくると思います。

坂本　看護補助者の仕事は「ベースとして行う仕事」と「看護師からの指示で

行う仕事」の2つがあります。相澤病院でトラブルがあまり見られないのは、おそらく組織がきちんと確立できていて、大方の仕事を看護補助者だけで完結できるからではないでしょうか。詳細を伝え合わなくても進められる仕事と、互いの関係性のもと進める仕事に分けていくことも必要だと感じました。

　朝穂さんのお話で興味深かったのは、ケアワーカーが自分たちで勉強会を行っているということです。自ら学び、よい仕事をして、存在感を示したいというのは人間の原点ですから、看護管理者がそうした環境をつくっていくことも大切だと思います。

　また指原さんのお話のように、看護補助者から看護部に対して物申したいことを整理して、担当者を決めて、実際に物申していくことも大切ですよね。そのためには双方向の交流ができる仕組みをつくっていく必要があります。病院はピラミッド型の組織構造だからこそ、一方通行ではなく双方向性の関係構築が必要だと感じました。

指原　以前に所属していた病院で看護補助者会を立ち上げたことがあります。管理者や看護師の方にも出席してもらい、課題や困りごとを共有していました。ただ病院によっては要望や課題を伝えても、結局改善されないこともありますよね。そうなると互いに不幸ですし、何より患者に迷惑がかかります。入院で繊細になっている方はとくに場のイライラや空気の悪さを敏感に感じとってしまいます。患者のためにも、風通しのよい関係性をつくって、何かあったらすぐに意見を伝え合える。月に1度でもそういう場を設けられると組織がうまくいくのではないかと思います。

小坂　当院では、以前は定期的に看護補助者と管理者共同の会議を行っていました。現在は定期ではありませんが、何か問題があると都度、病棟看護支援センターの方が看護部に報告に来てくださるので、双方で話し合って解決するというかたちをとっています。それで何とかトラブルを回避しながらやっているという状況ですね。

朝穂　当院でも月1回ケアワーカーの全体会議（カンファレンス）を師長も参加で行っているのですが、わざわざ全体カンファレンスで議題にあげなくても、現場レベルで解決できないのかなと思う事案もあります。カンファレンスを行うこと自体はよいと思いますが、そこですべてを解決できると思うと、逆に現場のチーム間が乖離していくような気もして……。まずは現場で看護チー

ムとして話し合うことが大切なのではと思うのですが。

坂本　要するに現場レベルでは「言えない」ということですよね。つまり「心理的安全性がない」現状を何とかしてあげないといけませんね。

指原　そのような問題を解決するために、信州大学医学部附属病院では師長や副師長が看護補助者の話を聴く場を設けている部署がありました。仕事で困っていることや提案、要望をはじめ、愚痴やプライベートなことに至るまですべてを吐き出すことができる場です。ただ話を聞いて終わりではなく、必要なことはミーティングや病棟会で他の看護師とも共有してくれました。師長たちを信頼できるからこそ看護補助者は何でも話すことができました。その病棟は看護師と看護補助者間の信頼関係も強く、仕事のモチベーションが上がりました。

朝穂　当院でも各部署で師長とケアワーカーとの話し合いの場を持っていますが、それも管理者とだけでなく、看護スタッフを交えた話し合いの場を持てばよいのにと感じます。そうしないとチームをつくるにあたって別々であるという意識が消えないと思うんですよね。

坂本　朝穂さんのご意見はわかります。第三者のところへ問題が行ってしまうと当事者が抜けてややこしくなるので、現場で直接話し合えたほうがいい。フォールトライン（fault line＝断層線）という言葉があります。1つのチームが属性の違いでサブグループに分断されるときの境界線のことです。二者に分かれると対立が起きやすくなりますが、三者、四者を交えた多様な組織にすることで対立は薄まるそうです。だから看護補助者と看護師だけじゃなく、病棟で一緒に働いている三者、四者を交えることで対立は薄まり、問題解決に持っていける。逆に、第三者のところに話を持って行くのであれば、当事者である二者が抜けてはいけなくて、皆一緒に話し合わないといけません。朝穂さんのお話は、そういうダイバーシティマネジメントの観点も踏まえて考えると大変興味深いですね。

協働の鍵は看護管理者にあり！

堀込　お話をお聞きしていると、協働の鍵はやはり看護管理者にあると感じました。看護部としてマネジメント力を上げていくことが、協働を円滑にし、最

終的な患者のアウトカム向上につながる気がします。最後に、師長たちの教育についてどのように考えていらっしゃるかお聞かせいただけますか。

小坂　当院は看護部と看護補助者が別組織なので、看護補助者の労務管理など、基本的な支援はセンター長や介護課の課長、主任がやります。病棟の師長が直接的な支援に関わる必要がないので、助かる部分もありつつ、逆に他人ごとになりすぎてはいないかと、お話を聞きながら感じました。また看護補助者からも看護師が直接関わる対象だと見られていないことで、本来話し合うべき問題が私のところまで上がってきていない可能性に気づき、反省しているところです。当院では師長交代のタイミングで看護補助者との協働について話し合う機会があるのですが、もっと掘り下げて、現場で起こっている問題を共有する必要があることを痛感しました。

朝穂　病棟師長は、ケアワーカー業務より看護師業務に目が行っている状況で、本当にケアワーカー業務を理解しているのか疑問に思うところもあります。当グループ病院の中には、師長が定期的にケアワーカー業務を1日体験して、業務拡大などの検討につなげているところもあります。そうした取り組みも今後取り入れてみたいですね。管理者は多忙で、ケアワーカー業務に実感がわかないところも多分にあると思うので、実際に業務を体験することでさらに現実味を帯びた移管や委譲ができるのではないかと思います。わたし自身、病棟師長時代の最大の味方は看護補助者の方々でした。看護補助者の方々がいなければ、師長としての業務は遂行できなかったと思います。今も心から感謝しています。

指原　師長が同じ目線で看護補助者を受け止めてくれると、看護補助者と看護師との間にも信頼が生まれます。これまで大変な業務を委譲される際には、師長が必ず直接話をしてくれましたし、師長に言われれば責任を持ってしっかりやろうと思えます。師長は非常にお忙しいかと思いますが、これからもチームとしてほんの少しでも、看護補助者の声に耳を傾けていただけるとたいへんありがたいです。

坂本　今日のお話から思ったことは、まず互いの倫理教育をしっかりしないといけないということです。患者に対する倫理教育だけではなく、仲間としての倫理教育がこれからまさに必要だと思います。もうひとつは双方向の関係性です。ただ上司に報告するだけではなく、現場で問題について対話ができるよう

な双方向性が必要です。それからもうひとつ、私は「媒介するもの」と呼んでいるのですが、人と人の関係は言葉だけではパーフェクトではなく、それを媒介するシステムやマニュアルが必要です。その中には、互いの仕事を知ることも含まれます。たとえば看護師の業務量調査はよくやりますが、看護補助者の業務量調査はあまり聞いたことがありません。病院として調査をしっかり行って、情報の透明性を持って課題を解決していくことが必要だと思います。

　師長の存在が大事という話も出ていましたが、師長だけが頑張ればいいということではありません。『ケアの倫理』[3]という本の中に「ケアとは脆弱と依存にある他者に配慮すること」とあります。ケアは弱さをもつ人々に向けられます。患者はもとより看護師や看護補助者も配慮すべき他者だと考えられないでしょうか。人間は傷つきやすく1人で生きていくことができないために、人との関係、他人への依存を必要とするのだそうです。「一生懸命頑張れ」というだけでは駄目で、互いに配慮し補完し合うのがケアです。看護補助者と看護師も関係的で、相互依存しながら責任を共有しているので、その関係をシステム化していく必要があると思います。

　日本ではタスクシフト・シェアはまだ道半ばですが、ここを乗り越えないと、高齢社会と人手不足が進む中で、次世代に引き継いでいけません。皆でうまくタスクシフト・シェアしながら、無駄なものは捨て、ITにも頼る。これらをニューノーマルとして進めていかなければなりません。もちろん看護部だけで頑張ることではなく、病院全体で取り組んでいく課題です。もっと言えば院内だけでなく、地域に向けたタスクシフト・シェアも必要になっていくでしょう。そうした中で、看護師と看護補助者間のタスクシフト・シェアは基盤となり、看護管理者が喫緊に取り組むべき課題です。ぜひ頑張ってほしいと思います。

（2021年12月8日収録）

📖 引用・参考文献

1) 令和元年度厚生労働行政推進調査事業費補助金（厚生労働科学特別研究事業）総括研究報告書．看護師と看護補助者の協働の推進に向けた実態調査研究．研究代表者：坂本すが．
2) 公益社団法人日本看護協会．2021年度改定版 看護チームにおける看護師・准看護師及び看護補助者の業務のあり方に関するガイドライン及び活用ガイド．2021．https://www.nurse.or.jp/home/publication/pdf/guideline/way_of_nursing_service
3) ファビエンヌ・ブルジェール著．原山哲ほか訳．ケアの倫理：ネオリベラリズムへの反論．東京，白水社，2014．

1 組織体制や教育・評価の仕組みで 看護師と看護補助者の協働を実現

社会医療法人財団 慈泉会 相澤病院　副院長・看護部部長
小坂晶巳

当院と法人の背景

　社会医療法人財団慈泉会相澤病院（以下、当院）は、長野県松本市にある今年（2021年）で113年の歴史を持つ460床の急性期病院です。あらゆる救急患者を診る北米型ER機能を持ち、365日24時間断らない救急医療を提供しています。法人は、地域住民の健康保持・増進の役割を担う相澤健康センター、在宅療養支援病院の相澤東病院（54床）、訪問看護を担う地域在宅医療支援センターのほか、サービス付き高齢者向け住宅等を運営し、地域住民の健康から看護、介護までをつなぐ事業展開を行っています。

　当院では、2012年より看護師と看護補助者の協働を実施しています。当院の協働における業務委譲や、教育とその評価、募集などに焦点を当ててお伝えします。

当院の看護補助者の組織について

　当院の看護補助者は、看護部とは別組織の「病棟看護支援センター」に所属しています（図1）。「お互いが補完し合い協働する」という当時の病院長（現CEO）の方針を前提に、看護部と看護補助者の協働をより円滑に行うことを目的として、この独自の組織図がスタートしました。それから今日まで9年にわたる協働体制を維持しています。

　病棟看護支援センターには看護職のセンター長が1名おり、介護福祉士が所属する「介護課」と、介護職員初任者研修修了者と無資格者が所属する「病棟環境課」があります（図2）。それぞれの課に課長・主任を配置し、90名の職員が在籍しています（2021年12月1日時点）。当院の看護補助者のモチベーションは、急性期病院で回復していく患者の姿を間近に見ることです。

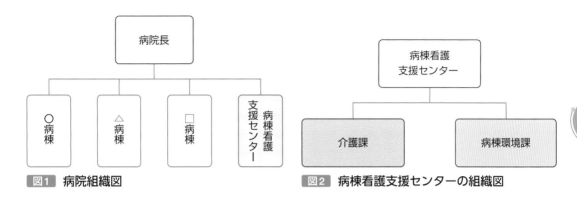

図1 病院組織図

図2 病棟看護支援センターの組織図

看護師と看護補助者の業務範囲と業務委譲

　看護師と看護補助者の協働で重要なのは、それぞれの業務範囲と責任、業務委譲の方法を明確にすることです。看護師の「療養上の世話」は、保健師助産師看護師法により「業務独占」で定められています。日本看護協会の『看護チームにおける看護師・准看護師及び看護補助者の業務のあり方に関するガイドライン及び活用ガイド』[1]では、看護補助者が実施できるものは「療養生活上の世話」としており、看護師の行う「療養上の世話」と業務範囲を明確に分けています。そして、「その業務が療養上の世話でない場合に限り、看護補助者が実施できる」とし、看護補助者へ業務委譲しています。「療養上の世話であるかどうかを判断する役割を担うのは、療養上の世話を業務独占している看護師」であることから、看護師は病態や治療内容、患者の状態や検査結果などから総合的に患者をとらえ、「療養上の世話」と「療養生活上の世話」を判断する責任があります。

看護師から看護補助者への業務委譲

　看護師と看護補助者が現場でスムーズに協働できるよう、当院には両職種で共有するビジョンがあり、ケアの方針も統一しています。互いを補完し合い、専門性を尊重し協働する姿勢を大切にするには、それらが重要と考えます。

　看護補助者は病棟看護支援センターから各病棟に出向し、病棟の看護科長の管理下に入り、受け持ち看護師と横連携（次ページ図3）を取りながら協働し

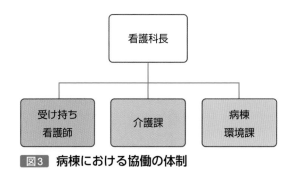

図3 病棟における協働の体制

ます。看護補助者への業務委譲の責任者は看護科長です。委譲する業務内容の具体的な指示を出すのは受け持ち看護師で、「対象患者」と「療養生活上の世話の指示」を、時間指定があれば何時に行うのかを明確にして委譲します。看護補助者には、委譲された「療養生活上の世話」を確実に実施する責任があります。看護補助者から看護師への実施報告は、患者の状態に変化を認めた場合はタイムリーに行います。それ以外は昼頃と夕方に報告します。患者に変化を認めた場合、報告を受けた看護師はすぐに患者の部屋を訪問し、看護補助者からの報告内容に基づき患者の状態を観察します。ここでのポイントは、医師への報告は必ず看護師が行うことです。つまり看護師には、看護補助者の声に足を止め、耳を傾け、丁寧に対応する責任があるといえます。

看護補助者の教育・研修・評価

看護補助者の教育は、病棟看護支援センター長、課長らが中心となり実施しています。教育内容は、大きく Off-JT (Off the Job Training) と OJT (On the Job Training) に分けられます。

❏ Off-JT

集合教育では感染対策や個人情報の取り扱いなどを学びます。介護課は月1回のペースで勉強会を実施しており、感染対策の視点で清潔援助の手順を学習したり、コロナ禍では改めて手指衛生のタイミングやスタンダードプリコーションを学びました。移乗の動作ではリハセラピストを講師に迎え、患者の安全と自身の身体への負担軽減について学習しています。

❏ OJT

　介護課・病棟環境課ともに「職能要件書」があります（次ページ表1）。これはそれぞれの職種が業務を遂行するために必要な能力を明確にしたものです。

　介護福祉士の国家資格を持ち、患者に直接ケアを提供できる専門職が所属する介護課においては、病室内の環境整備から清潔援助、食事援助、レクリエーション、退院支援など17個の業務を明確に定め、その専門性を承認しています。直接患者のケアは行わず間接的な援助を行う病棟環境課においても、介護課同様、職能要件書で業務を明確に定めており、配下膳やシーツ交換、吸引びん洗浄などがその業務にあたります。両課ともに業務を問題なく修得し実施できるよう、業務の修得状況を「援」「独」「完」と設定しています。「援」は「先輩からの指導や援助を受けながら一定の範囲で遅滞なく遂行できる」とし、「独」は「少し範囲を広げながら、1人でミスおよび遅滞なく業務が遂行できる」、そして「完」は「1人で遂行できるとともに、後輩に教育・指導を行うことができる」としています。手順書を用い、教育担当者やリーダー職員が「完」を目指して指導します。

　教育の進捗状況の把握は、教育担当者と課長が毎月面談を行い管理しています。センター長も職員と定期的に面談を行い、職員の悩みやつまずきなどを拾い上げて問題解決にあたり、職場全体で教育を行う体制が整備されています。

❏ 評価

　当院には人事制度があり、その際にも職能要件書を利用しています。人事制度というと評価だけのツールに聞こえますが、当院では職員の成長を支援するツールとして活用しています。職能要件書は1年に1回全員に配布され、自己評価と上司評価を行います。課長、センター長は職能要件書を用いて職員と目標面接を行い、一人ひとりの力に合わせ目標達成に向けて職員の成長を促すよう動機づけを行います。評価内容によって等級も上がります。昇格は自身の成長を組織が承認することになり、職員のモチベーションによい影響を与えているのではないかと考えます。

表1 職能要件書の例・抜粋（介護課）

17の業務（病室内の環境整備、移乗・移送、整容、清潔援助、入浴援助、食事援助、口腔清潔、排泄援助、歩行介助、与薬、膀胱留置カテーテル固定、認知症患者対応、せん妄患者対応、レクリエーション、介護保険制度、地域連携、退院支援）を明確に定めて承認している

業務	課業	課業内容	習熟能力 遂行レベル	対象外項目	修得状況（自己評価） 1	2	3	4	5	6	修得状況（上司評価） 1	2	3	4	5	6	具体的手段・方法	コメント
日常生活に関する業務	病室内の環境整備	1. 室温・湿度・換気・採光・照明の調節	○患者の療養生活に配慮し、室温・湿度・採光・照明・換気調節ができる		完						完						■療養環境区域の日常清掃手順	
		2. 整理整頓	○患者の療養生活に配慮し、整理整頓ができる		完						完							
	移乗・移送	1. 患者移送	○患者の安静度・移乗時の注意点を確認できる		完						完						■患者移送手順 ■OJT	
		2. ベッド⇔ストレッチャーへの移乗			完						完							
		3. ベッド⇔車椅子（見守り）			独	完					独	完					■車椅子使用患者の移乗手順	
		4. ベッド⇔車椅子（一部介助）			独	完					独	完						
		5. ベッド⇔車椅子（全介助）			援	独	完				援	独	完					
	整容	1. 洗面介助	○安全で心地よい整容の提供ができる		独	完					独	完					■看護手順 ■勉強会 ■OJT	
		2. 髭剃り			独	完					独	完						
		3. 爪切り	○患者のADL・状態に応じて、過介入にならないよう整容をすることができる ○ケアの基本的考え、手順に従った整容が実施できる		援	独	完				援	独	完					
	清潔援助	1. 手浴・足浴	○患者の状態および皮膚の観察を行いながら実施できる		独	完					独	完					■看護手順	
		2. 洗髪			独	完					独	完						
		3. 全身清拭	○患者のADL・状態に応じて、過介入とならないよう実施することができる		援	独	完				援	独	完					
		4. 陰部清拭			援	独	完				援	独	完					
		5. 更衣	○ケアの基本的考え、手順に従った清潔援助ができる		援	独	完				援	独	完					
	入浴援助	1. 全身介助浴	○安全で安楽な入浴介助をすることができる		援	独	完				援	独	完				■患者の入浴に関する手順 ■急変時対応マニュアル	
		2. シャワー介助浴	○患者の状態および皮膚の観察を行いながら実施できる			援	独	完				援	独	完				
		3. 一部介助浴				援	独	完				援	独	完				
		4. 皮膚の観察	○患者のADL・状態に応じて、過介入とならないよう実施することができる ○羞恥心に配慮した入浴援助ができる			援	独	完				援	独	完				

看護補助者の確保を目指して

　看護補助者の募集は、病院ホームページやハローワークなどを利用しています。2020年度より介護福祉士に対しても奨学金制度を設けました。制度そのものは看護職と同様の内容です。まだ利用者はいませんが、高校や介護福祉士養成施設に広報を行い、利用者を確保して採用につなげたいと考えています。

＊

　最後に、タスクシフト・シェアを進めるポイントを以下にあげました。当院では、今後も柔軟な思考で、患者の「療養上の世話」における質向上のために看護師と看護補助者の協働体制を適宜見直していき、仕組みのバージョンアップを図りたいと考えています。

看護補助者へのタスクシフト・シェア戦略ポイント

・タスクシフト・シェアの重要性が増している"今"が、役割分担などの体制を見直すチャンス！

・協働するための組織づくりを病院全体で行う。その際は病院長のバックアップが重要。

・互いに尊重し合う風土づくりのためには、看護師・看護補助者の両職種で体制を見直し構築することが大切。

・看護師と看護補助者の共有ビジョンを作成し、両職種で目指すケアの方向性を決める。

・看護補助者の専門性を生かした業務分担を行い、その内容を明確にする。

📖 引用・参考文献 ……………………………………………………………………………………………
　1）公益社団法人日本看護協会. 看護チームにおける看護師・准看護師及び看護補助者の業務のあり方に関するガイドライン及び活用ガイド. 2021, 77p.
　2）井部俊子ほか. 看護管理学習テキスト　看護組織論第2版. 東京, 日本看護協会出版会, 2017, 168.

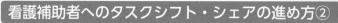

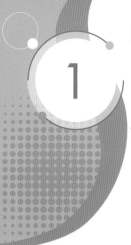

看護補助者の活用推進のために
看護管理者がなすべきこと

公益社団法人　長野県看護協会　人材育成支援部部長
栁澤節子

看護補助者活用推進のための研修を実施

　長野県看護協会（以下、本会）は、2013年度に県より事業として『看護補助者活用推進研修』を受託し、「看護管理者研修」を実施しました。2014年度から今年度までは県の補助事業・委託事業として「看護管理者研修」と「看護補助者研修」の両方、あるいは一方をニーズに応じて開催しています。双方の研修内容と、そこから見えてきた課題や看護補助者の活用推進のためのポイントをお伝えします。

看護補助者研修について

　当初、「看護補助者研修」の対象は無資格者を想定していました。しかし実際には、開始当時の2014年においては無資格者は半数で、残りの約1/2が介護福祉士、その他は介護福祉士実務者研修修了者・介護職員初任者研修修了者でした。当時は介護福祉士などの資格を持ち実践できる者が看護補助者として採用されていたため、本会の研修受講者の割合も有資格者が多かったと考えられます。しかし有資格者と無資格者では研修内容の理解やニーズが異なってきます。そこで本会では、県の委託趣旨に合わせて無資格者を研修の対象としました。

　看護補助者の活用推進のためには、看護補助者の資質向上を図ることが必要です。そのためには研修が有効ですが、一定人数の採用がない施設も多く、また、系統立てた研修開催が難しいことや、研修を実施するうえでの看護師の業務負担が課題としてありました。そこで、2016年度からの3年間は多施設合同で看護補助者研修を開催しました。その内容を抜粋して紹介します。

表1 看護補助者研修の内容

回	内 容
第1回	①看護補助者の役割 ②看護補助者の業務について（法的根拠） ③チームとして働く（接遇・コミュニケーションを含む） ＊グループワークを含む
第2回	医療安全の基礎知識（個人情報保護を含む、ヒヤリハットの発表、危険予知トレーニング）　＊グループワークを含む
第3回	①感染予防の基礎知識 ②研修のまとめ（グループワーク）

❏ 研修の実際と見えてきた課題

2016〜18年度の研修を受講した看護補助者は計290名、施設数は延べ139施設でした。開催時期は新入職員が参加することを考慮して、毎年5月から開始しました。研修は計3回で、研修内容は前年度に引き続き看護補助者に必要な内容として、表1の継続を県の研修担当者と確認しました。前年度までの受講者アンケートでは、研修内容の希望として「実技ケア」がありました。しかし実技研修は県介護福祉士会においても開催されているため、非会員でも低価格での受講が可能であることを確認し、必要時にはそちらを活用してもらうことにしました。

研修のグループワークやアンケートからは、研修で行った内容と実際に業務で行っている内容との違いや指示のされ方の違いなど、看護補助者が現場で戸惑ったり困っている様子がうかがえました。このことから、看護補助者が安心して働けるようにするためには、各施設において看護補助者の教育や働きやすい職場環境づくりなどの体制整備が必要であることがわかりました。

看護管理者研修について

看護管理者研修は2018年度まで1回コースでしたが、2016〜18年度の看護補助者研修で明確となった課題を受けて、自施設で看護補助者を育てられる看護管理者の育成がより重要であると考え、2019年度からはさらに内容を充

表2 看護管理者研修のプログラム（2019 年度〜2021 年度）

回	内　容	方　法	課　題
第1回	1.　講義 ①看護補助者の活用に関する制度 ②看護補助者の雇用形態と処遇 ③看護職員との連携と業務整理 ④看護補助者の育成・研修・能力評価 2.　自施設の課題の検討 ①自施設の看護補助者体制整備にかかわる課題の対策案の作成（PDCA）、現状分析、課題と解決策の検討	講義 演習 小ワーク	＊次回までに自施設・部署での課題解決に向けた実践をレポートにまとめる
第2回 （約3カ月後）	午前 ①看護補助者の活用推進に関する実践課題の成果発表をグループ内で共有する ・全員のレポートに目を通し、コメントする ②グループ内で GOOD JOB を話し合い、全体で共有したいことをまとめる 午後 ③グループ発表と質疑応答 　全体で共有する ④ファシリテーターよりコメント	演習 グループワーク （5〜6 名/G） グループ発表 3 分/G、2 分質疑応答	＊グループワークのまとめは印刷物として持ち帰り参考とする

実させて2回コースで開催しています。研修内容は表2の通りです。講師・演習ファシリテーターは県内の病院の看護部長や看護系大学の看護部長経験者に依頼しました。

❑ 2021 年度の研修における実践課題の成果発表内容

　2回目の研修では、受講者各自が看護補助者の活用推進に向けての実践課題の成果を報告・共有しました。参考までに、2021 年度に取り組まれたテーマを一部紹介します（表3）。一方、看護補助者の確保が難しく定数配置の継続が困難であることや、新型コロナウイルス感染症の影響により計画が実践できない状況であったことも報告されました。

◉ 主なテーマの具体的な内容

　まず看護補助加算の要件を満たしていない施設については、業務基準書の作成や業務実施体制の整備、計画的な看護補助者研修を計画し、要件を満たすた

表3 実践課題とされた主なテーマ（一部）

A．看護補助者の業務マニュアルの作成と業務の標準化について
B．夜間看護補助者導入のための日勤業務、看護補助者業務の見直し
C．急性期看護補助体制加算取得を目指した取り組み
D．外来の看護補助者業務の見直し
E．ケア業務（褥瘡対応・排泄・清潔・移動・食事）についての協働・連携の方法について
F．看護補助者のeラーニングを用いた教育について
G．OJT研修の充実による看護補助者の不安軽減について
H．看護補助者のモチベーションを維持するために
I．看護補助者が働きやすい職場環境を整える

めの準備を行っていました（表3のA）。すでに看護補助者と協働している施設では、状況の変化に即した体制の見直しや、新たな業務分担について検討・実践していました（表3のB・C・D）。

　看護補助者として採用している職員において、介護福祉士と、無資格者で院内研修を受けている者と受けていない者が混在している施設もあります。看護補助者は看護補助業務のほかに日常生活業務にも関わります。安全に配慮して業務を行う必要がありますが、有資格者と無資格者では知識・技術に差があります。また、安全に配慮するための情報提供のしかたや看護師の指示にも差がある場合があります。看護補助者が安心・安全に業務に関われるよう、業務の標準化を行ったり、情報共有ツールを作成し運用している施設がありました（表3のA・E）。

　看護補助者の役割に対するイメージは施設や個人により異なります。ある施設では、看護補助者の担当業務としては環境整備やメッセンジャー業務が主で、看護師の持つイメージも「看護師のお手伝いであり、看護チームの一員という位置づけではない」というものでした。この施設では、地域包括ケア病棟の開設などで看護補助者の増員をきっかけに、看護補助者教育を企画し実践したと報告していました。業務マニュアルや手順書を作成し、研修ではeラーニングを活用した集合研修や援助の見学を行っていました（表3のF）。

　看護補助者が現場で業務につくと、今までそのような業務を経験していないため不安が大きく、看護師が指示するだけでは難しい場合があったとの発表もありました。これに対し、業務ごとに看護師やほかの専門職による個別指導を計画する、業務内で看護師が一緒にケアをしながら注意点や観察事項を伝え

表4 発表された内容における共通事項

＊病院の規模や形態が異なるにもかかわらず、問題点や課題が共通であった
＊看護師が看護補助者業務を理解していないことが問題の要因である
　・看護師も依頼できること、できないことを知らなければいけない
　・看護師教育が必要である
＊安心・安全な職場環境づくりが大切である
　・看護補助者に業務を依頼したままにせず、看護師が確認することで責任を持つ

　る、介助が可能な患者のケアを分担するといったことを計画して実践している施設もありました。その結果、看護補助者が安心して業務を実践できるようになり、自信につながったとのことでした（表3のG・H・I）。初めての医療現場で仕事に慣れていない看護補助者は、看護師が思う以上に直接的ケアに不安を持っています。安心して実践力をつけるためのサポート体制を構築することが、看護補助者のモチベーションにつながっていくのではないかと考えます。
　このほか発表された内容における共通事項としては、表4がありました。

看護管理者の意識がタスクシフト・シェア推進の鍵となる

　さまざまな施設の看護管理者が、本会の看護管理者研修の受講を通して看護補助者の業務を見直し、看護職のタスクシフト・シェアに取り組みました。施設規模・目的に応じた看護補助者の役割を検討して教育体制を整えること、また看護チームとしての協働とサポート体制づくりが看護師と看護補助者双方の業務改善につながることがわかりました。ある受講者から「"看護師不足を補う看護補助者"から"タスクシフト・シェアするチームのメンバー"へと意識が変わった」との発表がありました。看護管理者の意識が、現場におけるチームのタスクシフト・シェアを推進する大きな力となることを期待します。

 看護補助者へのタスクシフト・シェア戦略ポイント

・看護補助者の業務マニュアルを作成し標準化する。

・看護管理者が看護補助者の役割を理解し看護師や他職種にその業務内容を示すことで、分担が明確となり看護補助者への業務依頼もしやすくなる。

他職種とのタスクシフト・シェアを成功に導くコツ

藤田医科大学病院　看護副部長
髙井亜希
藤田医科大学病院　副院長・統括看護部長
眞野惠子

タスクシフト・シェアを困難にする理由

　医師の勤務時間の上限規制が適応される 2024 年まで残り数年。タスクシフト・シェアを進めながら、医療を提供する私たちが疲弊することなく、それぞれの職種が医療従事者として持つべきプロフェッショナリズムを守り、道を切り拓いていく必要があります。しかしながら、タスクシフト・シェアは簡単なことではありません。困難にする理由のひとつに、業務を依頼する側と受ける側との調整があげられます。本稿では、他職種とタスクシフト・シェアに取り組むための考え方と、当院での取り組みの実際について報告します。

成功の鍵は目的を明確にすること

　業務のシフト先は、ハード面としては ICT を駆使したシステム化、ソフト面としては専門職（例：看護師、薬剤師、臨床検査技師、診療放射線技師）、非専門職（例：医療事務職）における業務調整の 2 つに分けられます。ここでは主にソフト面におけるタスクシフト・シェアについて考えていきます。

　タスクシフト・シェアを推し進めるにあたり、看護管理者は看護職のことだけでなく、病院全体への影響も考えなければなりません。医師の業務をタスクシフト・シェアしても病院全体の業務量は変化させず、かつ受けた側が負担を感じることなく業務をつなぎ、双方ともに働きやすい職場環境を維持させる必要があります。医師の負担軽減なのか、看護師の負担軽減なのか、その目的を明確にして取り組むことがタスクシフト・シェアの成功の"鍵"となります。

タスクシフト・シェアを進める際に留意すべき点

❏ 医療安全に留意する

　タスクシフト・シェアを行うにあたり、業務を担う医療従事者が安全に実施できるような準備が必要です。計画的な導入や十分な教育（研修）、手順の整備やICTによるシステム化、安全管理室や情報システムを管理する部門による介入など、順序よく進めていきましょう。

❏ 関係者との日ごろからの関係構築が重要

　看護部内だけで展開するのであれば、ボトムアップで現場の声を聴き、トップダウンで実行することは難しいことではありません。しかし部門を越えて他職種とタスクシフト・シェアに取り組む場合は、双方が必ずしも同じように問題を認識しているとは限らず、とくにタスクシフトにおいては受け入れ側の抵抗にあうこともあります。「業務が増える」という感覚から「個々の専門職の役割拡大」という認識に変わればよい方向に向かうと考えます。看護管理者としてタスクシフト・シェアを成功に導くためには、日ごろの関係性が重要です。関係構築がしっかりできていれば、効率的・効果的にタスクシフト・シェアを進めることができるでしょう。

❏ 成功には動機づけと組織化が大切

　タスクシフト・シェアを進めるための部門間の交渉や調整はマネジャークラスの役割です。また、検討された内容を実行する職員一人ひとりの受け止め方が、成功を左右すると言っても過言ではありません。そこで職員一人ひとりの専門性が発揮され、その役割に対するモチベーションが持てるように、マネジャークラスによる事前の動機づけや万全な仕組みづくりが不可欠です。

　さらに重要なことは、病院全体で取り組むための組織化です。当院でも多職種で構成した「業務改善推進委員会」や「職場環境改善委員会」などの病院長に紐づく各種委員会を設置し、タスクシフト・シェアの推進や、働きやすく働きがいのある職場づくりを検討しています。部門間だけでなく、病院全体が危機意識を持ってタスクシフト・シェアに取り組むことが大切です。

❏ **計画的な人材確保が必要**

　病院全体の業務量は変わらなくても、タスクシフト・シェアを引き継いだ部門は少なからず業務が増えるため、人材の捻出は大きな課題です。看護管理者も他部門の責任者も、取り組み内容に合わせて先を見越した計画的な採用が必要不可欠であると考えます。

看護業務の効率化と医師の負担軽減の取り組み例

　当院では 2018 年より、タスクシフト・シェアの取り組みを始めました。当時は看護補助者の病棟外へのメッセンジャー業務が頻繁にあり、本来の看護補助業務に専念できない状況にありました。そのことが看護師の繁忙にもつながり、超過勤務へと影響を及ぼしていました。まずは看護補助者が看護補助業務に専念できる環境を整えることを目的に、改善活動に取り組みました。

　ここでは看護業務の効率化、そして医師の負担軽減について、タスクシフト・シェアの取り組み例を紹介します。

❏ **看護師の負担軽減の取り組み**

◉ **臨床検査技師とのタスクシフト・シェア～病棟採血について～**

　当院では、病棟の定期採血の曜日に合わせて、朝の 7 時 45 分から臨床検査技師（以下、検査技師）が各病棟を回り採血を実施します。1 日 15 名の検査技師が 3 人ずつチームを組み、180 名ほどの採血を行います。朝の回診時には採血結果がそろい、医師が治療方針を立てるための必要なデータとなります。ここで医師の指示が遅れると看護師の業務にも影響し、場合によっては薬剤を取り寄せる看護補助者の業務や他の予定にも影響をもたらします。検査技師による早朝の採血が看護師の負担軽減となりタイムリーな治療提供も可能とする、好事例のタスクシフトです（次ページ**写真 1**）。

　この取り組みの歴史は長いのですが、ある日、検査部門長より「病棟採血を中止したい」と申し出がありました。その理由は、外来患者の採血待ち時間が増加しているため、病棟採血を担当している検査技師を配置し、患者サービスの改善に取り組みたいとのことでした。しかしそれは看護業務への影響が大き

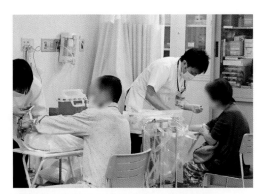
病棟で採血する臨床検査技師

いため、双方のメリットを最大限とする業務改善について話し合いを行いました。

改善策のひとつを例にあげます。病棟採血において最も時間を割いていたのは、採血に必要な物品を載せた台車を運ぶためにエレベーターを待つことでした。そこで必要物品はすべて病棟で看護師が事前に準備し、検査技師は「体ひとつ」で移動することにしました。結果、病棟採血は継続されることとなりました。タスクシフト・シェアには双方の合意と有益な効果が求められます。「実施する・しない」の2択で考えるのではなく、「患者のためにどうあるべきか」と考え抜いた策がより良い結果を導いたと思います。

⦿ 診療放射線技師とのタスクシフト・シェア〜患者搬送のシステム化〜

看護補助者が病棟を不在にする理由のひとつに、検査や治療のための患者搬送があります。とくにベッド搬送は、看護師と看護補助者の2名が一度に病棟から離れることになります。同じ患者に複数の検査オーダーがある場合は検査のたびに呼び出されるため何往復もしなければならず、搬送を担当する看護補助者だけでなく患者の負担も大きくなります。また、病棟に戻るとすぐに次の患者が呼び出されることも頻繁にありました。これでは看護補助者の業務拡大を進めることは難しいため、改善に取り組むこととしました。

当院では放射線に関わる検査や治療を行う場所が1つの棟に配置されています。そのため同日にCTとMRIがオーダーされている場合は、同じ放射線棟に2回患者搬送を行う必要があります。患者に出されているオーダーを把握しているのは診療放射線技師(以下、放射線技師)です。まずは搬送が多い病棟に

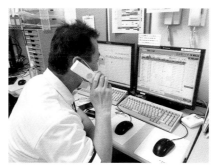

写真2 診療放射線技師とのタスク
シフト・シェアを実現

限定し、看護補助者が病棟を不在にする時間の短縮を目的に、放射線技師による呼び出し方法を変更してもらいました。具体的には、患者搬送をシステム化するために、放射線技師は、①1人の患者が2つ以上の検査・治療がある場合は連続して実施できるようスケジューリングする、②可能な限り同じ病棟の患者を続けて呼び出す、というルールを設定しました。「患者を検査場所へ連れて行った搬送者が、検査が終了した同じ病棟の患者を搬送して戻ってくる」というように、搬送の往復を減らす工夫をし、患者の呼び出しから搬送までのプロセスを整理しました。

　また、放射線棟への患者搬送を担当する専任の看護補助者を配置し、病棟の看護補助者のタスクシフトを行いました。これにより病棟外に出る看護補助者が減り、病棟業務に専念できる環境が整いました。

　この取り組みを新たに導入したときは、第1段階として看護部と放射線科の部門長との間で方向性の確認を行い、第2段階として放射線技師に対して看護部長が直接方針を示し、意思統一を図りました。検査の特徴を理解している放射線技師の専門性を尊重・承認することで放射線技師自身が使命感を持って取り組むことができた結果、このようなタスクシフト・シェアを実現することができました（写真2）。

　当初はCTとMRIの検査に限定していましたが、その後は放射線治療を受ける患者の搬送も対象に含めました。放射線技師同士が連携を図り、調整することができています。

　病棟と放射線棟間の搬送を改善した次のステップとして、放射線棟内の患者

搬送の改善にも取り組みました。ミエログラフィーの場合、造影検査後にCT撮影を行います。当院では1日に6～8名の患者が入院するため、検査の搬送を行う看護師や看護補助者は何度も放射線棟を、そして検査室間を往復していました。そこですべての搬送を搬送専任の看護補助者が担当することにしました。これにより効率的に搬送を行うことができ、病棟の看護師と看護補助者の負担軽減につながりました。患者の呼び出し方法をシステム化したことは、搬送担当の看護補助者の業務改善にもつながりました。

◉ 同事例のタスクシフト・シェア成功のコツ

　この2例の取り組みは、他職種の活躍が患者サービス向上と看護師・看護補助者の業務改善につながった好事例です。他職種との調整には入念な戦略と戦術が必要です。日ごろからの双方の良好な関係が導入を容易にし、方針の徹底と実行のモニタリングがタスクシフト・シェアを定着させることとなりました。タスクシフト・シェアがそれぞれの専門性を発揮する機会となり、受動的な姿勢から能動的な姿勢へと変化したことが成功のコツといえます。

❏ 看護補助者の負担軽減の取り組み

◉ 薬剤部とのタスクシフト・シェアその1～薬剤受け取り～

　新型コロナウイルス感染症における「3密回避」をきっかけに、薬剤部とともにタスクシフト・シェアに取り組みました。

　薬剤の払い出しについては1日数回に分けて定期的なメッセンジャー業務として受け取りに行くか、必要に応じて病棟業務を調整して受け取りに行くか、病棟の事情にゆだねられていました。とくに定時に払い出される薬剤や看護補助者の終業時間直前は薬剤の受け取り場所が混雑し、看護補助者が密状態で待たざるを得ないことがたびたび発生していました。

　そこで薬剤部責任者と問題を共有し、実務担当者とともに対策を検討しました。仕組みはとても簡単で、オーダー時間に応じた払い出し時間を設定しました。病棟ごとに時間を設定することで看護補助者の待ち時間がなくなったため、密集することもなくなりました。この取り組みに際し、薬剤部では調剤時間の調整が行われました。看護補助者の業務改善に協力することで薬剤部の業務変更が発生しましたが、薬剤部の部内会議にて意思統一が図られ協力体制が

敷かれ、看護部の申し出から時期をあけずに協力が得られました。部門間の目的の共有と積極的な取り組みがあったからこそ、実現することができました。

◉ 薬剤部とのタスクシフト・シェアその2〜酸素ボンベの配付・回収〜

　患者の搬送時に使用する当院の酸素ボンベの払い出し方法は、①業者が薬剤部に納品、②看護補助者が空のボンベを薬剤部に返却し、新たなボンベを受け取るという流れでした。ここで問題となったのは、看護補助者が病棟を離れるということだけでなく、1本10kg弱の酸素ボンベを運ぶためにエレベーターを待つ時間が生じること、そして何よりも救命救急センターや集中治療室、そして呼吸器系の病棟では酸素ボンベの使用量が多く、重量がある物を運ぶ看護補助者の身体的負担を改善する必要がありました。この問題を解決するために薬剤部担当者と検討を進めたところ、納入業者によるボンベ搬入先を直接病棟とすることで、薬剤師による受領作業が省略できることがわかりました。

　私たちは、「医師の業務と他の医療従事者の業務をどのようにすみ分けていくか」という視点でタスクシフト・シェアを行っていますが、この事例では病院に出入りする業者との交渉により酸素ボンベ交換に関わる業務が改善されました。さらに看護補助者に対する問題解決が副次的に薬剤師の業務改善となり、互いに本来の業務に専念する時間を確保することができました。

◉ 夜間における人材確保とタスクシフト〜学生アルバイトの導入〜

　また、夜間帯における看護補助業務の改善として、夜間100対1急性期看護補助体制加算を活用した体制整備を行い、看護補助者のタスクシフトに取り組みました。

　看護師の負担軽減を行いたくても看護補助者の採用はたいへん難しく、加算要件を満たすための夜間に勤務可能な看護補助者の採用には大きな壁がありました。そこで、併設されている大学の学生をアルバイトとして採用を開始しました。医療系総合大学として医師、看護師、放射線技師、検査技師や臨床工学技士、作業療法士や理学療法士を目指す学生がいます。また、コロナ禍でアルバイトができず生活に困っているという学生の声を聞くことがあり、病院でのアルバイトは病院側と学生側のニーズが合致するものでした。アルバイトを通して臨床現場を知り、患者の生活を学ぶ絶好の機会にもなるとして募集を行い

ました。勤務は毎日18〜22時まで、週末のみ20時30分〜翌8時45分の2パターンとしました。業務内容は、昼間の看護補助者の仕事（環境整備や備品清掃、物品補充など）を移行し、看護師と一緒に行動してベッドサイドケアに入ることもあります。将来の仕事をイメージでき、患者との接し方や看護の仕事も学ぶことができると非常に好評です。

　看護補助者からのタスクシフトだけではなく、他職種と学生アルバイトのタスクシェアについても報告します。当院のルールとして、16時までに医師がオーダーした薬剤は至急で使用しない場合は18時以降の払い出しとなります。薬剤を払い出す方法は、①薬剤師が病棟ごとに分けられた専用棚を開錠し、薬剤を入れて施錠する、②看護師は空いた時間にそれぞれの病棟から薬剤部に受け取りに行くという流れでした。夕方の時間帯は、手術患者の帰室、検温、配膳・下膳、就寝準備などやらなければならないことが押し寄せます。そのような中、看護師が薬剤を受け取るために病棟を離れなければならない状況であったため、薬剤部と交渉を始めました。まずは18時以降の払い出し時間の交渉を行いましたが、看護部の依頼に応じられるような人員の確保はできないという回答でした。同時間帯は看護師だけでなく薬剤師も繁忙です。そこで、目的は、業務負担を増やさずに「必要な薬剤が必要なタイミングで病棟に届いていること」であることを共通認識とし、学生アルバイトが薬剤搬送業務を行う仕組みを提案しました。具体的には、薬剤師が棚に収納していた薬剤を一括して専用台車に収載し、学生アルバイトが決められた時間帯にその専用台車を使って病棟に薬剤を届けます。それにより薬剤師の専用棚の「開錠、施錠」の作業がなくなりました。また、看護師が病棟業務に専念できる体制となりました。

◉ 同事例のタスクシフト・シェア成功のコツ

　この3つの取り組みは、他部門へのタスクシフト・シェアを進める中で他職種自体の業務改善にもつながった事例です。日ごろからWin-Winの良好な関係性があるからこそ、交渉が成功したのだと考えます。タスクシフト・シェアを進めたくても部署内で人員を確保することは、各部門の管理者にとって大きな課題です。物事を依頼するだけでなく、互いに知恵を出し合い、ポジティブな思考で問題解決に取り組む姿勢が重要です。

❏ 医師の負担軽減の取り組み

　医師の業務負担軽減として、現在、外来診察の効率化に取り組んでいます。患者の診察室の滞在時間が長くなる原因のひとつに、①初診患者に関する診療記録などの入力業務の多さ　②検査オーダー入力と同意書の説明に要する時間があります。これらを解決する目的は「診察待ち時間の短縮」です。①②ともに医師の指示を前提に、ICTを活用して電子カルテにその運用を組み入れる仕組みを開発し、医師事務作業補助者による代行入力を計画しています。医師業務を改善することによる患者サービスの向上を期待し、看護師と事務部門が協働してタスクシフト・シェアに取り組んでいます。

タスクシフト・シェアにおける取り組みの評価

　2018年の看護補助者に関する業務改善から始まり、約4年にわたりタスクシフト・シェアを推進してきました。その取り組みの評価として、ある病棟における看護補助者1名当たりの業務調査（図1）を行ったところ、患者搬送業務が低下し、その分ベッドサイド業務である看護補助業務が増加していました。薬剤搬送にかかる時間は増加していましたが、患者搬送業務の中央化により搬送にかかる時間は減少できました。

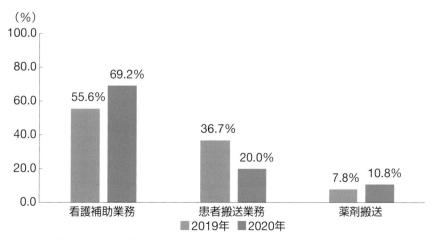

図1 看護補助者1名当たりの業務量調査結果

また、看護管理者のマネジメント成功例として、病棟外の業務を担う看護補助者を特定し、うまくコントロールしている病棟もあります。しかし調査時の患者状況にもよりますが、患者搬送以外の看護補助者のメッセンジャー業務の増加は否めず、まだまだ改善の余地は残されています。

看護管理者に求められることとは

医師の負担軽減としてその業務の一部が看護師や他職種へ、そして看護師の業務が他職種へタスクシフト・シェアされますが、すべての職種が患者のニーズにあったタイムリーな対応（提供）ができてこそ、はじめてタスクシフト・シェアが成功したといえます。

看護は「医療」と「生活」の両面から患者をとらえ、療養生活を支えています。患者の最も身近にいる医療専門職として看護師が専門性を発揮し、より質の高い看護を提供する。これが私たちが目指すタスクシフト・シェアの行く先ではないでしょうか。目的達成のための「意思決定」ができ、さらに「問題解決能力」を発揮できるチームづくりのためには、時代の変化に対する危機感と柔軟性を持つ看護管理者の存在が重要だと考えます。

他職種とのタスクシフト・シェア戦略ポイント

・他職種との交渉をスムーズに進めるためには、関係者との日ごろからの関係構築が重要。

・交渉の際は「双方のメリットを最大限にする」という視点で行う。

・部門間だけでなく病院全体で危機意識を持ってタスクシフト・シェアに取り組むことが大切であり、そのための組織化が必要。

📖 引用・参考文献 ……………………………………………………………………………………………………
1）厚生労働省. 現行制度の下で実施可能な範囲におけるタスク・シフト/シェアの推進について. 医政発0930第16号. 2021年9月30日. https://www.jshp.or.jp/cont/21/1004-2.pdf
2）公益社団法人日本看護協会. 令和4年度予算・政策に関する要望書. 2021年3月30日. https://www.nurse.or.jp/up_pdf/20210401154419_f.pdf

3 特定行為研修修了者の活動を支援するための取り組み

医療法人社団 愛友会 上尾中央総合病院 看護部長
小松﨑 香
医療法人社団 愛友会 上尾中央総合病院 看護科長
香川さゆり

当院内での活動支援

上尾中央総合病院（以下、当院）は、2015年から13区分27行為の看護師特定行為研修を行っています。2021年11月現在、院内では29名の看護師が研修を修了し、各部署で活躍しています（図1）。看護師特定行為（以下、特定行為）とは医師が行う行為の一部を看護師にタスクシフトすることで、医師の負担軽減につながるものです。それ以上に、これまで医師の指示を待たなければできなかった医行為を特定行為研修修了者（以下、研修修了者）が行えるようになることで、医行為が遅れることなく、患者のタイミングに合わせてスピーディーに提供できることが最大のメリットだと思います。

しかし、研修修了者の活用については、まだまだ頭を悩ませている施設も多いのではないでしょうか。研修修了者を活用するにあたっては、多職種の協力

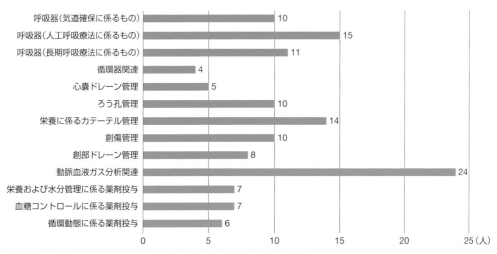

図1 当院における2021年度区分別研修修了者の人数

と、研修修了者が医行為を行える組織立った仕組みづくりが必要です。当院においても研修修了者の活用は数年前からの課題であり、研修修了者が活動範囲を広げられるよう取り組んできました。まずは、当院における研修修了者の活動を支援するための取り組みの一部を紹介します。

❏ 活動を支援するための仕組み

研修修了者が活躍するためには、さまざまな職種が看護師の特定行為について正しく理解することと、活動するために問題となっていることを把握し解決していくための仕組みが必要です。

当院には、研修修了者で構成されている「特定行為実践者部会」と、その上部委員会で多職種から構成される「特定行為研修管理委員会」があります。双方の会議には看護部長・特定行為担当看護副部長も参加し、研修修了者から直接意見を聴き、看護管理部門として後押しできることを一緒に考えています。

◉ 特定行為実践者部会について

特定行為実践者部会では、主に①特定行為ごとの実践状況と問題の有無 ②手順書の改定に向けた進捗状況 ③症例検討に向けた取り組み状況 ④実習症例確保に向けた取り組み ⑤横断的活動に向けた検討についての話し合いを行っています。また、特定行為区分別にリーダーを置き、①〜⑤の取りまとめや進捗確認を行っています。

◉ 特定行為研修管理委員会について

特定行為研修管理委員会は、看護部・診療部・薬剤部・事務部・診療技術部・情報管理部から選出された委員に加え、外部委員1名で構成されています。ここでは、特定行為実践者部会で検討された手順書の承認や、実践を行ううえでの問題を解決するための各部門における協力体制などについての話し合い、決定事項の各部門への周知を行います。また当院は看護師特定行為指定研修機関（以下、指定研修機関）であることから、研修の運営についてや、他施設からの研修生の研修修了後の実践に向けた課題なども共有されます。

❏ どのような特定行為が行えるのかを周知する

　当院においては、特定行為研修管理委員会を中心とした周知活動により、研修修了者の存在は多職種に周知されつつあります。しかし実際に研修修了者を活用しようとする場合、指示を出す医師が、自部署にどの特定行為が行える看護師が配置されているのかを知っていないと活用はできません。そこで特定行為実践者部会にて部署別の「特定行為実践者一覧」（図2）を作成しました。この一覧には部署に配置されている研修修了者と、横断的に活用できる研修修了者名と連絡先が記載されており、各部署に掲示してあります。自部署にどんな特定行為ができる看護師が配置されているのかが一目でわかるようになっています。

○○病棟　特定行為実践者一覧

特定行為とは、特定の行為に関して院内の基準書に一致する患者および包括的指示がある患者に対し、実施できる医行為のことです。医師の来棟を待たずに処置を行えるメリットがあります。実践者は以下の通りです。

行為名	実践者

横断的　特定行為実践者一覧

行為名	実践者（所属）	連絡先	その他

★お願い★
※実施に当たっては包括的な指示が必要になります。
　カルテ内の**オーダー指示**→**指示コメント**→**『全科』**（下方）→**特定行為実施指示**のテンプレートがあります。【Ⅰ．行為名　Ⅱ．行為実施後の報告　Ⅲ．特別指示】の入力を医師に行ってもらって下さい。
※依頼がある際には実践者へ直接電話連絡をお願いします。（①から順に連絡して下さい。）
※勤務時間によっては対応困難な場合がありますのでご了承ください。
特定行為実践者部会

図2　**特定行為実践者一覧**

❑ 横断的活動に対する支援

　当院の研修修了者は、一般病棟・ICU・HCU・手術室・ER・一般外来・褥瘡管理科に配属されています。部署によって特定行為を有効に生かせる部署とそうでない部署があります。たとえば褥瘡管理科で専従となっている研修修了者は、日常業務の中で創傷管理関連の特定行為を行う機会があります。しかし一般病棟で勤務する研修修了者は、特定行為を実施する機会が常にあるわけではありません。せっかく特定行為研修を修了しても、身につけた知識や技術を生かせないことも多々あります。当院の研修修了者からも、「しばらく実践できていない特定行為については手技が不安である」「他部署で特定行為を実践したいと思っていても、自部署での業務途中で抜けることは難しい」といった声も聞かれました。そこで研修修了者が他部署での活動が行えるように、2020年度から月に2日以上の活動日を設けるよう、看護部として取り決めました。活動日に研修修了者は、自身が行える特定行為を日常的に実施している部署に行き、その部署の研修修了者とともに特定行為の実践を行います。それにより知識を維持することができ、技術的な面への不安も解消され、自信を持って特定行為が実施できます。

❑ 取り組みの成果と今後の展望

　これまでの取り組みにより、1人当たりの研修修了者が実践する特定行為件数は年々増加してきています（図3）。このことで医師の業務が看護師にタスクシフトされ医師の負担軽減につながるとともに、医師を待たなければできなかった医行為が遅れることなく、患者のタイミングに合わせてスピーディーに提供できる機会が増えてきています。

　研修修了者の活用というと特定行為の件数の増加に着目しがちですが、研修修了者はその教育課程で臨床推論やフィジカルアセスメントといった医学的思考過程を習得し、臨床判断を包括的に行う能力を身につけます。このような研修修了者が各部署の看護師に対して指導的な役割を担うことは、看護の質向上にもつながると考えます。今後は全部署への研修修了者配置を目指し、活躍できるよう支援を継続していきたいと思います。

　当院は指定研修機関であることから複数名の研修修了者が在籍しており、研

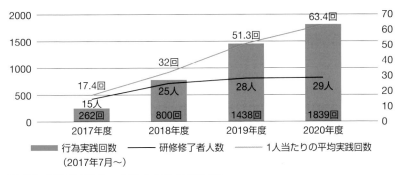

2000　　　　　　　　　　　　　　　　　　63.4回　　70

1500　　　　　　　　　　51.3回　　　　　　　　　60
　　　　　　　　　　　　　　　　　　　　　　　　50

1000　　　　　　32回　　　　　　　　　　　　　　40
　　　　17.4回　　　　　　　　　　　　　　　　　30
500　　　　　　　　　　28人　　　29人
　　　15人　　25人　　　　　　　　　　　　　　20
　　　　　　　　　　　　　　　　　　　　　　　　10
　　　262回　800回　1438回　1839回
0　　　　　　　　　　　　　　　　　　　　　　　0
　　2017年度　2018年度　2019年度　2020年度

■ 行為実践回数　　─ 研修修了者人数　　─ 1人当たりの平均実践回数
（2017年7月〜）

図3 研修修了者の人数と行為実践回数

修了者の活動に対する多職種の理解や支援体制が整っています。しかし施設によっては、1人で自身の活動範囲を広げようと奮闘している研修修了者も多いのではないでしょうか。看護管理部門が、当院における特定行為実践者部会や特定行為研修管理委員会が行っているような活動支援を行い、多部門を巻き込んで後押しをしてあげることが、「研修修了者を活用するはじめの一歩」だと考えます。（小松﨑）

指定研修機関としての支援

　次に、指定研修機関としての支援の取り組みを紹介します。そもそも「看護師特定行為研修」とは、医師または歯科医師の指示を待たずに手順書によって特定行為を実施できる看護師を養成するための研修であり、21区分38行為が認定されています。2021年9月時点で、全国で4,393名が研修を修了しています。当院は2015年10月から指定研修機関として13区分の指定を受けて開講し、2021年3月末で34施設118名の研修修了者を輩出しました。

　医療現場の働き方改革の中で現場のタスクシフト・シェアを進めていくにあたっては、特定行為研修を修了した看護師を現場に輩出して活躍してもらうこともひとつの方策です。ただし研修は修了することが目的ではなく、修了した看護師を施設や看護管理者がどのようにとらえて活用するのかについて、最初にどれだけ具体的にイメージできるかが課題となります。とくにその施設で最初の1人となった研修修了者からは、現場で特定行為を行うことができずに困っているという相談を受けることもあります。当院で研修を修了して研修修

了者として業務についている 1 期生から 6 期生の話を聞く中で見えてきた課題について、指定研修機関の立場から情報提供したいと思います。

❏ 当指定研修機関の 3 つの特徴

最初に当院の特定行為研修の特徴について簡単に触れます。

◉ 他施設の看護師を広く受け入れている

当指定研修機関は開講当初から、当院のスタッフだけでなく同じグループ病院内からも研修生を募り、3 期生からは他施設からも広く受け入れてきました。4 期生からは当院の研修生より他施設の研修生のほうが多く、「上尾の研修生ばかりかと思ったら、他施設からの人が多くてびっくりした」と言われます。さまざまな施設から背景や経験の違う研修生を受け入れることで、研修修了者となったときに相談し、助け合える仲間を増やすことができると考えています。

◉ 多くの講義を対面式で行っている

対面式の講義の多さも当院の特徴です。共通区分では e ラーニングが全体の 6 割強ですが、対面式の講義・演習も 3 割を占めています（**写真 1・2**）。集合型の研修は研修生同士が顔を合わせることでモチベーションを維持し、講師や他の研修生とディスカッションできるメリットがあります。区分別研修ではすべての講義・演習を対面式で行っています。

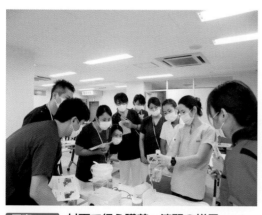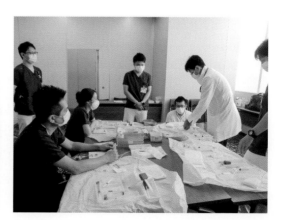

写真 1・2 **対面で行う講義・演習の様子**

◉ 院内の協力体制がバツグン

講義や演習を担当しているのは現役の医師や研修修了者です。何らかのかたちで研修に携わってくれている医師は70名を超えています。また、実習では事例が発生すると各病棟の一般スタッフがすぐに連絡をくれます。実践者（研修修了者）が実績を重ねることでその活躍を目にする機会が増え、医師や周りのスタッフの理解が進んでいるのだと思います。

❑ 手順書発表会には各施設の看護管理者も参加

すべての実習が終わると研修生は手順書の作成に取りかかります。手順書とは、医師または歯科医師が看護師に診療の補助を行ってもらうためにその指示として作成する文書のことです。手順書には、看護師が診療の補助を行う患者の病状の範囲と、診療の補助の内容などが定められています。とくにそれぞれの施設で初の研修修了者となる研修生は、研修修了後は医師と協力して手順書を作成し、特定行為が実践できるように準備しなければなりません。ただし手順書の作成に携わる医師と研修生だけが手順書の内容を理解しているだけでは不十分です。看護部の責任者として看護部長、副看護部長、教育担当者も、自施設の研修生がこれから特定行為を行うための手順書とはどのようなものか、自施設で行う範囲についてなどを研修生と一緒に考えることが大切です。そこで手順書発表会には、各施設の看護管理者や教育担当者にも参加してもらっています（写真3）。手順書についての理解を深めてもらうよい機会となります。

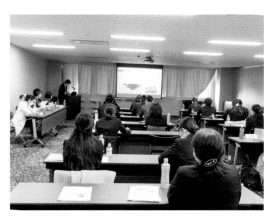

写真3 手順書発表会の様子

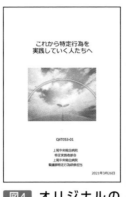

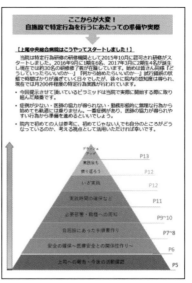

図4 オリジナルの冊子『これから特定行為を実践していく人たちへ』

❏ 研修生と看護管理者に向けたオリジナルの冊子を作成

　研修修了を間近に控えた研修生は、これからどのようにして特定行為を自施設の中で行っていけばいいのか、不安でいっぱいになると言います。そこで昨年度は当院の特定行為実践者部会と一緒に『これから特定行為を実践していく人たちへ』という A4 サイズ全 16 ページの冊子を作成しました（図 4）。これは研修生と看護管理者に向けた発信です。施設内で特定行為を行うためには、まずその環境を整えることと院内への周知が必要になります。冊子には手順書作成などの準備、院内各部署・患者への研修修了者の周知について、活動の範囲や医療安全について、特定行為を実施するための時間の確保などに関してを、項目別に説明しています。さらに「口頭指示について」「技術が不安なとき」などの Q & A も盛り込んでいます。最後にフォローアップ研修の案内と研修修了後の相談窓口についても記載しています。

❏ 研修修了者がタスクシフト・シェアを担うために必要なこと

　研修修了者たちに、自施設で特定行為をどのくらい実施できているのかについてたずねる機会があります。認定看護師で特定行為研修を修了した人は、もともと認定看護師として周知されていてスペシャリストとしての能力を発揮し

ているため、確実に業務を拡大できているようです。そうでない研修修了者、とくに施設の中で最初の研修修了者となった人は、特定行為業務の立ち上げに苦労しています。なかには「自分で学んできたものだから、自分で実践できるように考えなさい」と看護管理者に言われ、特定行為はおろか院内の体制を整えることもできないと相談してくる人もいました。また、働き方改革のひとつとは言われていても、研修修了者について理解していない医師や、業務を一方的に押しつけてくる医師もいるようです。研修修了者は自分の立場や行える範囲についてきちんと説明し、周りの協力を得て自らの能力を患者に提供できるようにしなくてはなりません。しかし施設で最初となる研修修了者は、「はじめの一歩」を自分1人ではなかなか踏み出せません。看護管理者の方々には、「はじめの一歩」を後押ししていただくようお願いしたいと思います。また当院がそうであったように、1人ではなく複数の研修修了者を院内に育成することで、自分たちの能力を発揮するためにはどうしたらよいかを研修修了者が自分たちで考えるようになり、実践しやすくなります。

　特定行為はあくまで「医行為」であり、医師から看護師へのタスクシフティングのひとつとして期待されてはいますが、医療・看護の質向上と患者のQOL向上に役立てられるように配慮して、研修修了者を上手に活用して現場のタスクシフト・シェアを進めていっていただければと考えます。（香川）

POINT 特定行為研修修了者への活動支援の戦略ポイント

- 看護管理部門が研修修了者とともに、他部門を巻き込んで研修修了者が活躍できる仕組みづくりを病院全体で行う。
- 自施設で研修修了者が活動できるよう、看護管理者が院内への周知と実践時間確保の後押しを行う。

📖 引用・参考文献

1）厚生労働省.【特定行為に係る看護師の研修制度】研修を修了した看護師について. https://www.mhlw.go.jp/stf/seisakunitsuite/bunya/0000194945.html（2021年9月閲覧）

4 診療看護師（NP）に対する 資格取得および活動支援

独立行政法人国立病院機構 東京医療センター 看護部長
近藤才子

当院における診療看護師の資格取得支援と採用の背景

　少子高齢化が進むわが国において、高齢化率は 2025 年には 30%、さらに 2040 年には 35%に増加すると推測されています。65 歳以上の高齢者数がピークに達する 2040 年を見すえた医療提供体制については、地域医療構想の実現、医師・医療従事者の働き方改革の推進、実効性のある医師偏在対策の着実な推進を三位一体で推進する[1]など、さまざまな議論がなされています。

　社会全体の生産年齢人口の減少は、医療に従事する人も同様に減少することを意味します。チーム医療のキーパーソンとなれる医療従事者の有無は、円滑な病院運営にも影響を及ぼします。このような社会情勢を背景に、当院では多職種によるチーム医療においてキーパーソンの役割を担える人材として、診療看護師（NP：Nurse Practitioner）の資格取得支援と採用を行っています。

当院の概要

　東京医療センター（以下、当院）は、病床数 688 床（一般 640 床・精神 48 床）、診療科 35 科の急性期医療を中心とする病院です。東京都の南西・目黒区の西高台に位置し、付近には住宅地、病院西側には駒沢オリンピック公園があり、自然環境にも恵まれています。

　施設の特徴としては救命救急センター、地域がん診療連携拠点病院（高度型）、がんゲノム医療連携病院、エイズ治療拠点病院、地域医療支援病院、臨床研修指定病院、東京都地域災害拠点病院、東京 DMAT 指定病院などの役割を担っています。2020 年度の実績は、1 日平均患者数 452 名、病床利用率 74.2%、平均在院日数 12 日、1 日平均外来患者数 1,352 名、救急外来患者数 1 万 603 名のうち救急搬送 5,997 件、手術件数 9,477 件、分娩件数 456 件で

した。新型コロナウイルス感染症患者の対応などにより、1日平均患者数は例年より70〜80名減少しています。

職員総数は1,083名で、そのうち医師162名、看護師651名、診療看護師15名が在籍しています（2021年4月1日時点）。

当院の診療看護師の概要

独立行政法人国立病院機構は全国に140病院、約5万3,000床を有する病院グループであり、急性期から慢性期までさまざまな医療を提供しています。同機構では、独自に診療看護師に「Japanese Nurse Practitioner：JNP」（以下、JNP）の称号を付与しており、40施設に112名が勤務しています（2021年4月1日時点）。

当院では2012年からJNPの採用を開始しています。当院のJNPは診療部・クリティカルケア支援室に在籍し、6診療科に配属されています（表1）。クリティカルケア支援室の設置目的は、他部門との適切な連携協力のもと、入院患者・外来患者および地域住民に対し、JNPによる健康回復と健康増進のための支援を推進することにあります。

当院に就職するJNPはクリティカル領域における高度実践看護コース（大学院）を卒業後、1年目は総合診療科、外科、救命救急センター、救急外来、麻酔科、放射線科、超音波検査室、リハビリテーション科をローテーション勤務し研修します。2年目以降は決定した診療科に配属されます。配属された診療科ごとに業務内容には特徴があります。参考までに、救急科と総合内科におけるJNP1人当たりの1年間（2020年4月〜2021年3月）に行った特定行為の内容と実施数を示します（次ページ図1・2）。

表1 当院におけるJNPの配属

救急科	総合内科	脳神経外科	一般消化器科/乳腺外科	麻酔科	心臓血管外科	クリティカルケア支援室
2名	2名	2名	2名	3名	1名	3名（産休など）

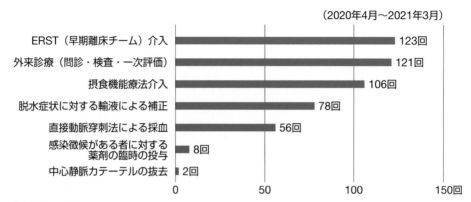

（2020年4月〜2021年3月）

項目	実施数
ERST（早期離床チーム）介入	123回
外来診療（問診・検査・一次評価）	121回
摂食機能療法介入	106回
脱水症状に対する輸液による補正	78回
直接動脈穿刺法による採血	56回
感染徴候がある者に対する薬剤の臨時の投与	8回
中心静脈カテーテルの抜去	2回

図1 救急科における JNP 1 人当たりの年間特定行為内容と実施数
（※調査項目は当院救急科で定めた項目）

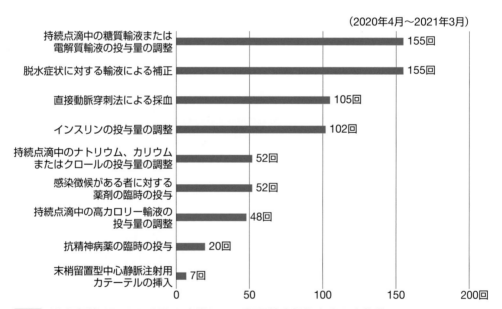

（2020年4月〜2021年3月）

項目	実施数
持続点滴中の糖質輸液または電解質輸液の投与量の調整	155回
脱水症状に対する輸液による補正	155回
直接動脈穿刺法による採血	105回
インスリンの投与量の調整	102回
持続点滴中のナトリウム、カリウムまたはクロールの投与量の調整	52回
感染徴候がある者に対する薬剤の臨時の投与	52回
持続点滴中の高カロリー輸液の投与量の調整	48回
抗精神病薬の臨時の投与	20回
末梢留置型中心静脈注射用カテーテルの挿入	7回

図2 総合内科における JNP 1 人当たりの年間特定行為内容と実施数
（※調査項目は 21 区分 38 行為に沿った項目）

当院の JNP の役割例
〜救命救急センターにおける早期リハビリテーションへの介入〜

　当院での JNP の役割を一部紹介します。救急科に所属する JNP は主に救命救急センターで活動しています。急性期治療を必要とする患者に対する多職種

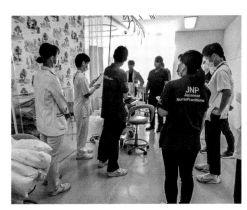

写真1 ICUでの多職種カンファレンス

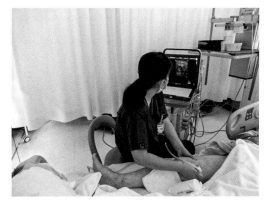

写真2 エコーによる血栓有無の確認

カンファレンスに参加し（**写真1**）、患者の日々の病状を把握したうえで治療方針に沿った診療の補助を行っています。

　一例としては、JNPが中心となって早期離床チーム（Early mobilization and Respiratory Support Team：ERST）を立ち上げ、活動しています。具体的には人工呼吸器装着患者に対して早期からリハビリテーション（以下、リハ）が開始できるよう、座位保持や歩行の実施など、理学療法士などと協働して介入しています。救命救急センターには危機的状況の患者が入院するため、医師は当然、治療を優先に考えます。医師も早期介入の必要性は感じていますが、多忙な業務の中で一人ひとりをタイムリーに評価して指示を出すということが難しい状況も多くあります。このような状況を改善するために、JNPが医師に代わり包括的指示のもと早期リハへの介入を引き受けています。

　実際のリハ実施に関しては、事前にエコーによる下肢静脈血栓の有無を確認し（**写真2**）、リハが可能な状態であるかなどの評価を行っています。また、栄養士と協働して栄養管理や嚥下機能の評価なども行い、早期に栄養状態の改善を図る関わりもしています。このように多職種と協働しながら、患者が早期に日常生活に戻れるよう、中心的な役割を果たしています。

　医師に代わり包括的指示のもとJNPが介入するようになってから、リハの開始が1〜2日早くなっています。救命救急センターに入院した患者のほぼ全員に関わるため、加算の取得など病院の経営という点でも貢献していますが、何よりも患者にとって、また医療資源を考えるうえでもJNPの介入はメリットといえます。リハの可否や嚥下機能の評価が早期に行われることで介入が早

くなることは、個別性はありますが患者の機能改善が早まり、在院日数の短縮にもつながります。そして患者の退院後における生活の質向上と、医療資源の無駄を省くことにもつながると考えます。このような実績から、JNPは患者や医師、看護師、多職種から信頼される存在となっています。

　JNPは看護で培ってきた経験を生かし、患者にとってより必要な医療・看護の提供を考えて行動しています。医師の視点では気づかないような患者・家族の思いなどに関する問題に対しても、多職種と協働し調整役となりながら自律的に行動しています。

看護の質向上への貢献

　JNPが臨床の場にいることは患者にとってはもちろんメリットですが、看護師にとってもアセスメント能力向上の機会になっています。JNPは日々の臨床現場で相談できる身近な存在です。医師の視点で行われている治療に対し、看護側が「それは本当に患者にとって必要なことなのか」という思いを抱いている場合など、両者の意見を尊重しながら提案できる存在といえます。このような相談や経験をJNPと重ねることは、スタッフにとって看護師としてのアセスメント能力向上や看護観、倫理観などを培うよい機会になると考えます。そして個々の成長が看護全体の質向上につながることを期待しています。また、JNPは看護部の研修や特定行為研修も担当しており、看護師の人材育成に重要な役割を果たしています。

JNPの資格取得への支援

　当院では毎年数名、JNPになるために大学院への進学を希望する者がいます。急性期医療を担う現場では、高度実践看護師として身近な存在の看護モデルであるJNPを目指す傾向にあります。受験希望者は、まず上司の看護師長と面談し、意思確認をします。そのうえで看護部長と面談をします。面談では、JNPを目指す動機や資格取得後の働き方、JNPとしての心構えや資格取得後のキャリアをどのように考えているかなどを確認します。また、これまでの看護実践の状況、人材育成経験、看護研究活動など、看護のモデルとなれる人物

かどうかの評価を行い、総合的に判断したうえで、病院として研究休職制度への推薦を決定しています。国立病院機構本部への推薦が通ると、大学院2年間の在学期間の在職が認められます。大切なのは、"看護師だからこそ"実践できる医療・看護を提供できること、資格取得後は自己がどのような看護を患者や組織に提供しなければならないかを認識できているかということです。看護部長面談では、目標に向けて自己実現しようとしている職員が成長できるよう動機づけを行っています。

臨床で働く JNP への支援

　臨床で働く JNP は医師、看護師、多職種と連携し役割を果たしていますが、指示命令系統のラインが診療部に属するため、筆者としては看護部と少し距離があるように感じていました。同様に JNP も看護部に対し距離を感じているのではないかと思いました。そこで、臨床の場面や看護部の教育研修などで JNP と関わる機会はありますが、加えて JNP 検討委員会などの委員会にも参加し、JNP の取り組みや現在の問題などを把握するようにしています。また、日々の業務の中で感じていることや不安なこと、今後のキャリアプランなどを把握するため、診療部に提案し、JNP との個別面談を行っています。

　面談の中で改めて感じるのは、JNP になる動機が明確なことです。JNP の多くは、「患者のためにもっとできることがあるのではないか」「あのときもっと何かできたのではないか」という強い信念や思いがあります。一般の看護師として勤務してきた中で幾度となく「もっと早く治療の介入ができていれば」「もっと医師の指示がタイムリーであったら」などのジレンマを感じた経験が、資格取得の大きな動機になっています。JNP として活動できるようになるとそのようなジレンマが少し解消され、やりがいを感じていることがうかがえます。このように、面談において一人ひとりのやりたいことや目標なども傾聴し、その中で看護部や病院として支援・検討が必要なことを把握しています。

　当院で JNP の採用が始まって 10 年ほどが経過しますが、JNP のキャリアはさまざまです。しかしどの JNP も自己が置かれている立場をよく理解しており、問題や課題について自律的に考えながら行動しているように感じます。日本での NP 教育課程は 2008 年からとまだまだ歴史の浅い分野です。そのた

め自分たちの役割、存在価値はJNP自身でつくり上げていく必要があると考えます。そこでJNPには、院内だけでなく、地域や社会へも情報発信をしてほしいという筆者の思いを伝えています。そのために必要な支援は看護部、診療部、病院全体でしていきたいと考えています。そして、何よりも患者のために安全・安心な医療をタイムリーに提供するため、診療看護師として価値を発揮し続けることを期待しています。

　また、"診療看護師"というと医療的に関わるイメージが大きいですが、看護師として診療部に所属することの意義を常に考えてほしいと思っています。そのうえで、多職種が共通の目標に向かって活動するために信頼関係を構築できるよう、中心的な役割を果たしてほしいと考えます。チーム医療、そして円滑な病院運営のキーパーソンとして重要な役割を担うJNPを、これからも診療部と情報共有しながら病院全体で支援していきたいと考えています。

 診療看護師（NP）への活動支援のポイント

・診療看護師への支援は大学院進学前から始まっている。部署の看護師長、看護部長との面談を通して、診療看護師を目指す動機や心構えなどを明確にしておくことが必要。

・診療看護師がチーム医療のキーパーソンとしての役割を果たすうえで抱える問題は、診療部だけの問題ではなく、看護部、病院の問題として取り組む必要がある。

・"看護師だからこそできる"という思いを大切にして、診療看護師の価値が組織の価値になるよう病院全体で支援する。

📖 引用・参考文献 ⋯⋯⋯

1) 厚生労働省. 医療提供体制の改革について. 第66回社会保障審議会医療部会資料1-1医療提供体制の改革について. 2019年4月24日. https://www.mhlw.go.jp/content/12601000/000504323.pdf
2) 井本寛子. 最後まで安心・安全な医療がタイムリーに受けられる社会をめざして. 看護. 72(2), 2020, 34-8.
3) 穴見翠. 「特定行為に係る看護師の研修制度」の現状と今後に向けた課題. 看護管理. 27 (11), 2017, 880-6.
4) 木澤晃代ほか. 座談会「特定行為に係る看護師の研修制度」のさらなる活用に向けて―看護管理者に求められる支援. 看護管理. 27 (11), 2017, 887-93.
5) 春山早苗. 看護師の特定行為研修の修了者の活動状況に関する研究―調査結果から見た看護管理者に求められる役割. 看護管理. 27 (11), 2017, 894-9.
6) 勝原裕美子ほか. "看護キャリア開発". 看護サービス管理 第4版. 中西睦子ほか編. 東京, 医学書院, 2015, 195-203.

タスクシフト・シェアにおける IT の効果的な導入・活用方法

社会福祉法人恩賜財団済生会 支部千葉県済生会 参事
千葉県済生会 習志野病院 事務部長
兵藤敏美

IT 活用には目的と効果的な運用方法が重要

　働き手世代の減少、医療保険財政の悪化などにより働き方の見直しが求められています。そこで前例を踏襲し現状の延長で未来を構築する「present push」の考えだけではなく、あるべきビジョンに向けて未来を変えていく「future pull」の発想も重要になります。今後、今より働き手が減っても業務負担を減らし働きやすい環境をつくるための「future pull」な手段として、IT（情報技術）の活用はたいへん重要になります。しかしシステムはあくまで道具です。目的を持って効果的な活用方法で運用しなくては「投資」ではなく「投機」になります。

　本稿では業務負担の軽減を目的としてどのように IT を活用するか、そして導入するために留意すべきことについてお話します。

タスクシフトする相手をヒト→IT へ

　タスクシフトするには、タスクをシフト（移管）する相手が必要です。しかし自身が勤務する医療機関では、業務を移管できる職員を余裕を持って雇用できているでしょうか。今後物価はさらに上昇し、人口減少や高齢化により需要が減少する中で、今以上に病院経営は難しくなることが予想されます。そのような状況下で余裕を持って職員を採用することは難しく、また、予算を確保できたとしても働き手世代が減少していく今後は採用自体が難しくなります。そこでタスクシフトする相手をヒトではなく IT にすることが有効な手段となります。

看護師業務における IT 活用の手段

看護師業務における IT 活用の手段としては大きく3つあります。①看護師がタスクシフトする相手（例：事務員・看護補助者）の業務を IT にタスクシフトする ②看護師が行っている業務の一部を IT にタスクシフトする ③IT を活用することで蓄積されるデータを活用し業務改善する です。

❏ ①看護師がタスクシフトする相手の業務を IT にタスクシフトする

看護師の業務をタスクシフトする対象としては、事務員や看護補助者があげられます。彼らの業務負担を減らすことで時間や人員の確保ができれば、看護師の業務をタスクシフトできます。IT 活用における業務負担の軽減策としては、たとえば定期的に行われている給与計算や診療報酬請求業務に RPA（業務の自動化）を導入したり、外来予約や会計においてもシステムを活用することなどがあります。また、今後は AI 問診の導入などでも看護補助者の業務負担を減らすことができるかもしれません。

❏ ②看護師が行っている業務の一部を IT にタスクシフトする

現在、看護業務の多くの時間が記録に費やされています。そこで記録にかかる負担を軽減する方法として、IoT（インターネット経由でモノが通信すること）を活用した入力があります。

当院ではテルモ株式会社の HR ジョイント®を導入しました（図1）。対応している血圧計、体温計、SpO_2、血糖測定器などを非接触型リーダーに近づけることで自動的に数値を読み込んでくれます。入力誤りを防ぐだけでなく、計測時間なども正確に保存することができるため、後述するデータ活用でも有効活用できます。このシステムはソフトとリーダーのみの購入でよいため、血圧計などの購入計画と合わせて段階的に導入することで、整備予算をまとめて組む事態を避けることができます。また、昨今では音声入力による記録を実施する病院もあります。音声入力で記録するためには使う用語などの統一が大切ですが、業務整理を行うタイミングで記録ルールの整備やマニュアル化を進めることで、導入しやすくなるでしょう。

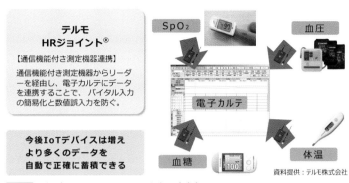

テルモ
HRジョイント®
【通信機能付き測定機器連携】
通信機能付き測定機器からリーダーを経由し、電子カルテにデータを連携することで、バイタル入力の簡易化と数値誤入力を防ぐ。

今後IoTデバイスは増え
より多くのデータを
自動で正確に蓄積できる

SpO₂

血圧

電子カルテ

血糖

体温

資料提供：テルモ株式会社

図1 当院における IoT の活用事例

❏ ③IT を活用することで蓄積されるデータを活用し業務改善する

　電子カルテに記録されたデータや IoT で集められたデータを活用して新たな知見を見つけることで、業務の改善に役立てることができます。当院では日本医療機能評価機構、富士通株式会社とともに「医療の質指標（電子カルテ QI）の自動抽出モジュールの開発と実運用：施設間共有を目指して」のテーマで、2015 年に学会発表を行いました。従来 QI は抽出が大変でしたが、自動的に抽出するための定義を定めて自動抽出を可能にし、ドリルダウンして参照できる仕組みの開発を行いました。また富士通と当院で 2016 年に共同研究で行った看護必要度、ナースコール、向精神薬処方オーダー、転倒転落スコアリングシートのデータを組み合わせて、転倒・転落患者、点滴自己抜去患者のインシデント発生傾向分析を行いました。これらは当時さまざまな意見があり中断してしまいましたが、データ活用が当たり前となった今後は、さらに進めることで業務改善につなげることができると考えています。

IT を導入・活用するために心がけるべきこと

❏ ビジョンを掲げる

　導入・活用には、意識の方向性をまとめることが重要です。単純な作業であればトップダウンで進めることができますが、複数の業務がまたがる業務整理、タスクシフトに対しては、問題を抱える現場の意見から方向性を決めてい

くことが重要です。職種ごとに業務整理を行うと効率的な運用が難しくなるため、全体に共通するビジョンやテーマを掲げて行うことが最重要となります。

❑ タスクシフト前に業務の棚卸しをする

　現状の運用や業務をうのみにせず、タスクシフトする前に業務を再構築し、タスクエンドできるものは実施し、タスクシフトする場合は誰に（何に）させるかを検討してから行う必要があります。院内業務の多くは看護師がハブとなり運用されていることが多いため、看護師が中心となって見直しを行い、システム化することがたいへん重要です。

❑ なるべく経営負担にならないよう工夫する

　今後はさらに病院経営が難しくなっていくでしょう。そのような中で診療報酬は、原則的に診療行為への対価、診療行為を行うための人員確保に対して支払われるため、環境整備のために IT 導入費用を捻出することは難しい状況です。そのような状況下で IT を導入するためには、厚生労働省や総務省の補助金の活用、初期導入費用を抑えられるサブスクリプション（定額費払い）を利用することも重要です。

　また以前より、改善活動のマネジメント手法として PDCA が用いられてきました。しかし複雑に変化する VUCA（予測困難な状況）の時代では前例が役に立たないことが多く、PDCA サイクルでは Plan（計画）に多くの時間がかかり、実行が遅れがちです。そのため今後は OODA（Observe：観察、Orient：状況判断／方針決定、Decide：意思決定、Action：行動／改善）サイクルで実施することが求められており、現状を把握したらとりあえず行動に移し、それをさらに観察し、修正・改善しながら進めていく必要があります。IT を活用したタスクシフトにもスピーディーな改善が求められていくでしょう。

🔊 IT 導入・活用の戦略ポイント

・業務の棚卸しで業務整理をしてから IT へタスクシフトする。

・厚生労働省だけでなく総務省や地方自治体の補助金を活用する。

・サブスクリプション（定額サービス）などを活用して初期費用を抑える努力をする。

第**3**章

タスクシフト・シェア事例
～業務負担軽減・患者のアウトカム向上を目指して～

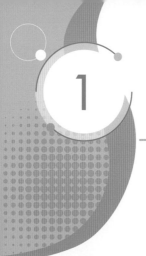

1 看護補助業務の質向上を目指した体制づくり

医療法人徳洲会 白根徳洲会病院 看護部主任
宮澤 努

専門性を発揮するためのタスクシフト・シェア

近年、医療現場では「チーム医療」の実践が広がり、看護職員をはじめとした医療関係職が専門性を必要とする業務に専念するための業務分担が推進されています[1]。看護業務を補助する看護補助者と看護師の関係についても、看護チームの一員として互いの業務を整理し、タスクシフト・シェアすることが望まれています。

2020年度より、徳洲会看護部門から、看護補助者の教育の一環として『看護補助者教育研修ガイドライン』(以下、ガイドライン) が配布されました。ガイドラインは、看護チームが安全で質の高い看護を効果的・効率的に提供するため、看護の補助的業務を担う看護補助者の業務のあり方、教育研修に関する基本的な考え方、および各施設において必要な体制整備について示すものです[2]。また、ガイドライン配布にあわせて、看護補助者クリニカルラダーシステム (看護補助者実践能力習熟段階制：以下、ラダー) が導入されました。

本稿では、看護補助者との効果的なタスクシフト・シェアに向けて、ガイドラインをもとに活動した白根徳洲会病院 (以下、当院) の取り組みを紹介します。

看護補助者業務検討委員会の設立

当院では、看護補助者の業務の質向上に向けた検討・活動を行うことを目的として、2020年4月に看護補助者業務検討委員会 (以下、委員会) が発足しました (**写真1**)。委員会の運営を効果的・効率的に行うため、①教育研修 ②ラダー ③マニュアル の3班編成とされました。各班の役割は次の通りです。

①教育研修班：看護補助者の教育に関する検討・実施・評価をする

②ラダー班：看護補助者業務の質に関しての課題を解決するため、ラダーシス

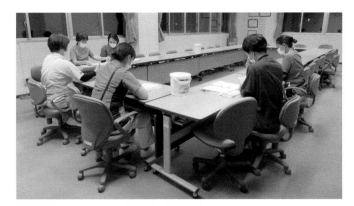

写真1 看護補助者業務検討委員会

テムを活用・推進する

③マニュアル班：看護補助者業務基準・手順の検討と作成、評価をする

　委員会発足時は看護師4名、看護補助者2名の体制でした。筆者は2020年度末より委員長として委員会活動に携わっています。委員会発足から約1年半が経過しますが、2021年度からは看護師と看護補助者の業務分担・協働を図り互いの業務を検討するため、委員数が増員されました（各病棟より看護師・看護補助者各1名・看護事務1名の10名体制）。看護補助者の体制整備については、いまだ検討中の課題も多く、月に一度開催している委員会で検討を継続しているところです。

看護補助者研修

　看護補助者研修においては、すべての看護補助者は年1回以上、下記の内容に沿った研修を受講する必要があるとした国の取り決めがあります。

〈国の定める6項目〉

ア．医療制度の概要および病院の機能と組織の理解

イ．医療チームおよび看護チームの一員としての看護補助者業務の理解

ウ．看護補助業務を遂行するための基礎的な知識・技術

エ．日常生活に関わる業務

オ．守秘義務、個人情報の保護

カ．看護補助業務における医療安全と感染防止　など

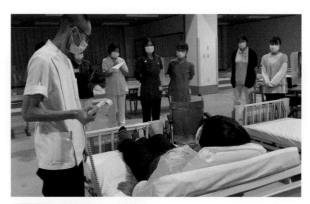

写真2 看護補助者研修

　当院では、教育研修班を中心に委員会内で年間計画を立案し、看護補助者の実務能力の獲得を目的に、年間を通して計画的に研修を実施しています。

　ガイドラインには「新入職の看護補助者（中途採用含む）は、当該研修（国の定める6項目）すべてを受講しないうちは業務につくことができない」とした取り決めもありましたが、2020年度は具体的な取り組みができていなかったため、2021年度より「新入職・中途採用者研修プログラム」を作成して研修を実施し（**写真2**）、研修受講後に実務につくようにしました。新型コロナウイルス感染症拡大を予防しつつ、研修プログラムを統一し効率性の向上を図るために、対面講義ではなくビデオ学習ができるようにしました。

看護補助者のラダーシステム導入と評価

　看護補助者のラダーはレベルⅠ～Ⅲの3段階に設定され、その段階に応じてレベル別到達目標が示されています（**表1**）。

レベルⅠ：新人看護補助者

レベルⅡ：レベルⅠ修了の自立した看護補助業務の実践者

レベルⅢ：レベルⅡを修了した卓越した看護補助業務の実践者

　それまでは、看護補助者の評価は各病棟での面接によって行っていましたが、ラダーが導入されたことで、ラダー評価表を活用した面接による評価ができつつあります。上半期・下半期と年2回の面接を行い、自己評価と部署長評価をし、次年度の目標設定へとつなげています。

表1 看護補助者実践能力習熟段階

		レベルⅠ（新人）	レベルⅡ	レベルⅢ
到達目標		1. 組織・看護部の理念と目標を理解する 2. 看護ケアに携わるものとしての心構え、姿勢について理解する 3. 看護補助者としての業務に必要な知識・技術を身につける 4. チームの必要性を認識し、医療チームメンバーの一員として協働することができる	1. 組織・看護部の理念と目標を理解して自らの目標を立案する 2. 看護補助業務について必要な知識・技術を取得し、業務の効率を考えながら行動する 3. チームのメンバーとしての意識を高め、主体的に行動する 4. 診療報酬の看護補助加算について意識することができる	1. 看護補助者のリーダー実践・指導することができる 2. 看護補助者のリーダー的役割を理解し、医療チームの一員として協働できる 3. 診療報酬の看護補助加算について理解することができる 4. 看護補助者として自己のスキル向上に努めることができる
能力項目	組織的役割遂行能力	1. 危機管理意識を持ち、看護補助者の役割を理解し、指導・支援を受けながら行動できる 2. 医療従事者としての自覚を持ち、倫理について考えていくことができる 3. 医療チームのメンバーとして、多職種と適切なコミュニケーションをとることができる	1. 危機管理意識を持ち、チームの一員として、日常的な組織的役割を意識して行動することができる 2. 医療従事者としての自覚を持ち、倫理に基づいた行動をすることができる 3. 医療チームのメンバーの一員として、多職種と良好な関係を築くことができる	1. 危機管理意識を持ち、看護チームの一員として、組織的役割を遂行できる 2. 倫理的感受性を持って行動するとともに後輩指導ができる 3. 組織の発展を考えて他者と良好な関係を築くことができる
	看護補助業務実践能力	1. マニュアルに沿って、看護師の指示のもと、基本的な日常生活援助ができる 2. 日常生活援助について、看護師に指示された範囲の業務実践・報告・相談ができる 3. スタンダードプリコーションの基本を実施することができる 4. 安全対策について理解し、指導のもと、実施することができる 5. 診療材料・消耗品・衛生材料などの補充や仕分けができる	1. 日常生活援助の基本的技術を習得し、正確に実施することができる 2. 日常生活援助について、看護補助者として決められた業務を確実に遂行し、適切に報告・連絡・相談することができる 3. 感染対策についての知識を習得し確実に実施することができる 4. 安全対策について理解し、確実に実施することができる 5. 診療材料・消耗品・衛生材料などの補充や定数管理を適切に行うことができる	1. 日常生活援助の基本的技術を習得し、向上心を持って業務の見直し・改善ができる 2. 日常生活援助の中で、規定範囲内の業務を理解し、主体的に実践でき、的確に報告・連絡・相談ができる 3. 感染対策について理解し、主体的に実践し、後輩育成ができる 4. 医療安全について理解し、主体的に安全対策に取り組むことができ、後輩指導ができる 5. 診療材料・消耗品・衛生材料などの管理を担うことができる
自己啓発項目	自己教育能力	1. 年に2回以上の院内研修に参加して看護補助者として基礎を学ぶことができる 2. 看護補助業務手順を活用し、知識・技術を習得することができる	1. 看護補助者として、自己能力を高める意識を持つことができる 2. オリエンテーション終了後の新人看護補助者へアドバイスができる 3. 院外研修に視野を広げ、知識を習得することができる	1. 看護補助者として、意欲的に自己研鑽することができる 2. 知識やスキルを新人看護補助者に指導できる 3. 新人看護補助者へオリエンテーションし、評価できる 4. 院外研修に積極的に参加し、自己研鑽することができる
	院内	医療安全・感染対策の研修は年2回以上参加（必須）、看護補助者対象研修は原則参加 不参加の場合は、資料参照後レポート提出		
	院外	院外研修・講習会など		

看護補助者の業務範囲の検討

　　看護補助者の業務とは、医療を提供する場における看護チームの一員としての業務補助であり、看護師の業務である「療養上の世話」と「診療の補助」を

表2 当院の看護補助者の業務範囲

①生活環境に関わる業務（周辺業務）	②日常生活に関わる業務（直接ケア）	③診療に関わる周辺業務
・病床および病床周囲の清掃・整頓 ・病室環境の調整 ・シーツ交換やベッドメイキング ・リネン類の管理	・身体の清潔に関する世話 ・排泄に関する世話 ・食事に関する世話 ・安全・安楽に関する世話 ・移動・移送に関する世話	・検査・処置などの伝票類の準備、整備 ・診療に必要な書類の整備・補充 ・診療に必要な器械・器具などの準備、片付け ・診療材料などの補充・整理 ・入退院・転出入に関する業務

含まない看護補助業務になります。そのことを前提として、ガイドラインで示されている基準にのっとり、看護補助者の業務範囲を明確にしています（**表2**）。これらの業務内容や業務範囲は、年1回以上の見直しを行うこととしています。見直しにあたっては、委員会内で各病棟での取り組みを共有する時間を設け、検討を行うようにしています。

より安全・安楽な看護を目指して

看護補助者とのタスクシフト・シェアを行ううえでは、「患者への看護をより安全・安楽なものとする」という視点が大切です。今後は医師のタスクシフト・シェアも念頭に置くことになると予測されます。看護補助者とのタスクシフト・シェアによって看護師の負担が軽減され、看護の専門性がより発揮できるようになった経験が、医師とのタスクシフト・シェアを考えるときにも役に立つと考えます。

今後も活発な議論がなされ、タスクシフト・シェアの浸透と組織化によって、より良い看護サービスにつなげることが必要だと思っています。

📖 引用・参考文献
1）公益社団法人日本看護協会．看護補助者活用推進のための看護管理者研修テキスト．2013.
2）徳洲会看護部門．看護補助者教育研修ガイドライン．2020.
3）公益社団法人日本看護協会．看護チームにおける看護師・准看護師及び看護補助者の業務のあり方に関するガイドライン及び活用ガイド．2019.

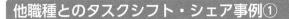

2

器械出し業務での臨床工学技士とのタスクシフト・シェア

社会医療法人社団 三思会 東名厚木病院　手術室課長・手術看護認定看護師
大澤直子

社会医療法人社団 三思会 東名厚木病院　臨床工学科　臨床工学技士
一戸裕貴

臨床工学技士による手術室の器械出し

　東名厚木病院（以下、当院）は今年で開院 40 周年を迎えた病床数 282 床の急性期病院（一般入院料 1）です。当院がある神奈川県厚木市は人口約 22.57 万人、そのうち 65 歳以上の高齢者は 26.1％を占めています。その地域で当院は、地域医療支援病院、神奈川県がん診療連携指定病院として地域に根ざした医療を行っています。

　開院当時は手術室が 3 室あり、手術室スタッフ約 13 名で年間約 1,200 件の手術に対応していました。2017 年の新棟開設と同時に 5 室に増設し、現在は手術室スタッフ 17 名で年間約 2,000 件の手術に対応しています。また当院は 2 次救急医療機関として 24 時間、365 日救急に対応しているため、手術室スタッフも 24 時間対応できる体制を整えています。

　手術の種類を見ると整形外科手術が最も多く、大腿骨骨折（約 90 件/年）、鎖骨骨折（約 60 件/年）、前腕骨折（約 50 件/年）手術が大半を占めています。次に多いのが消化器外科手術で、腹腔鏡下胆嚢摘出（約 50 件/年）や鼠径ヘルニア（50 件/年）手術となります。

　今、わが国では人口構造が変化し、2025 年問題や 2040 年問題と称される超高齢化、少子化問題が世間を騒がせています。当院でも人材不足を補うためにタスクシフト・シェアの必要性を考え、2012 年の時点で、「臨床工学技士（以下、ME）が手術室の器械出し業務を担う」という方針が示されました。その後、ME 1 名が手術室に配属となり、看護師と一緒に働くことになりました。現在は器械出し業務を担うことができる ME は 7 名にまで増えています。

❑ ME の器械出しに対する反対

　現在では ME が器械出しを実施している病院も増加していますが、9 年前はそのような病院は少なく、当時主任だった筆者（大澤）を含め、手術室スタッフからは ME が器械出しを実践することへの反対の声が多くあがりました。なぜなら器械出し業務は手術室における看護実践であると考えていたからです。器械出し業務を担う看護師は、解剖学的知識から術野を把握し、感染予防のため清潔・不潔操作を実践します。また、術式から、必要な器械の準備・手順を理解し、手術の進行に応じてプロセスを先読みし、迅速に器械を準備・提供します。これらを実践するには看護の高い専門性が不可欠だと考えていました。

　しかし、当院の方針が示された以上、ME が器械出し業務を担えるよう育成していく必要がありました。筆者は当時の手術室課長から ME 器械出し実践に向けた育成計画を立てるよう任命され、育成計画立案に着手しました。

❑ ME 育成計画と育成方法

　育成計画立案の際に留意したことは、まず日本臨床工学技士会の『手術室業務指針』をもとに ME の役割を確認することでした。あわせて、ME になるまでの教育課程内容も確認しました。そして、どの科の手術で器械出しを実践してもらうかを検討し、医師の協力を得る必要もあったため、手術室運営会議で話し合いを行いました。さらに手術室スタッフへも動機づけを行い、理解と協力が得られるよう手術室会議やリーダー会の場を活用し、話し合いを持つように働きかけました。

　育成にあたっては、まず基礎技術が習得できるように器械展開、手洗い法、ガウンテクニック、器械の渡し方、手術別器械セット内容の名前を習得してもらいました。また、ME の器械出し用の手術室業務マニュアルを整備し、技術チェックリストを作成しました。手技の習得については、ME にプリセプターの役割を担う看護師をつけ、段階的に実施しました。はじめに手順書を確認しながら器械出し看護師の見学を行い、次にプリセプターと一緒に器械出し業務を担い、プリセプターの器械出しを見学します。そしてプリセプターの支援を受けながら器械出しを実践するという流れです。到達評価はプリセプターが第一評価を行い、第二評価は主任・課長が行いました。

導入時はプリセプターを担うのは看護師でしたが、導入4年目以降は先輩MEがプリセプターとなり、ME内で次世代を育成する体制としました。

❏ MEの器械出しと看護師の器械出しを整理

MEが器械出しを担当する手術の選択においては、まず消化器外科の鼠径ヘルニア手術から開始し、その後、開腹手術へ移行しました。また、泌尿器科の経尿道的手術全般や眼科の白内障手術は手順がほとんど変化せず、使用する器械も決まっているため、MEが器械出しを行うことにしました。その後は形成外科などの手術にも対応できるようにし、少しずつ担う範囲を拡大していくことができました。

しかし、MEの教育課程では解剖生理の既習知識が不十分のため、術式拡大に課題がありました。何度も話し合いを重ねながら担当する術式を検討した結果、専門性を要する臨床判断や予測が求められる術式は看護師が担当することにしました。たとえば消化器外科の中では開腹直腸切除術や肝臓切除術・食道手術、脳神経外科の動脈瘤手術、呼吸器外科の肺切除、整形外科の脊椎手術、泌尿器科の開腹前立腺切除などの器械出しは看護師が担当しています。

❏ MEのさらなる業務拡大と課題

育成年数を重ねMEの技術が向上してからは、整形外科医師からの勧めもあり、脊椎手術の勉強会を実施した後にMEが器械出しを開始するなど、術式拡大を行った経緯もありました。しかし当院で働くMEの業務拡大もあり、手術室に継続して配属される体制から、ME7名が医療機器全般管理、手術室業務、検査業務、内視鏡センター業務などをローテーション勤務する体制に変更となりました。現在は手術室の器械出しとして毎日2〜3名のMEがローテーションで配置されるようになっています。

このことによって、同じ手術の器械出しであっても次の器械出しを担うまでの期間が長くなり、MEから不安の声があがるようになりました。そこで次の手術まで期間が空く場合は、MEをフォローしながら器械出しを実践するようにしています。また、ME課長と手術室課長・副主任で話し合い、器械出しとして毎日2名のMEを手術室に配置し、さらに手術前後の機器点検を必ず行えるように機械係として1名配置することにしました。

ME が器械出しとして手術室で協働する際に、いちばん難しいと感じた点は倫理的配慮や患者とのコミュニケーションでした。ME が患者の入退室時の補助やモニター装着なども行わなければならないからです。入職したばかりの新人看護師が患者とうまくコミュニケーションがとれないように、ME は機器の点検などが主な業務のため、患者との関わりに慣れていません。そこで患者との関わり方は看護師と一緒に経験しながら学べるようにしていきました。また、倫理的配慮については部署で症例検討を実施し、感受性を高められるようにしています。

❏ タスクシフトと手術室看護師の役割

　今後はさらにタスクシフトが必要な社会になっていくと感じています。器械出しも、遠隔操作により必要がなくなっていく可能性があります。しかし、そのときが来てもやはり筆者は、患者や家族の手術に向かう際の気持ちや、不安、恐怖などをくみとり、人間対人間として看護するという手術室看護師の役割は変わらないと思っています。

　我々医療者はチームで協働し、手術を必要とする患者を 1 人でも多く救うことを使命として日々働いています。スタッフ一人ひとりがプロフェッショナルとして患者に向き合い、質の高い医療・看護が提供できる職場環境にしていきたいと考えています。（大澤）

手術室の器械出しを担う臨床工学技士の立場から

　筆者（一戸）は当院で ME として働き始めた 2014 年以来 8 年間、手術室の器械出し業務を務めてきました（**写真 1**）。器械出しは日々の業務の一部であり、手術室機器管理業務のほか、院内機器管理、内視鏡室、心臓カテーテル室、高気圧酸素室などの業務もローテーションで行っています。さまざまな業務に携わっていますが、筆者は周術期業務への関心が高かったことから、手術関連専門臨床工学技士（日本臨床工学技士会）、周術期管理チーム認定（日本麻酔科学会）を取得しました。

　昨今、タスクシフト・シェアが医療現場における大きな課題となっており、ME においても例外ではありません。2021 年 10 月には、タスクシフト・シェ

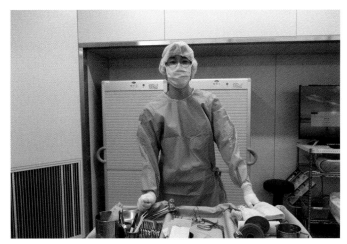

写真1　器械出しを行う筆者

アをより拡大し円滑に行うため、臨床工学技士法が改正されました。この改正では、生命維持管理装置（麻酔器や呼吸器）を用いた治療において、輸液ポンプまたはシリンジポンプを使用するための静脈路の確保や、それに続く薬剤の投与、鏡視下手術におけるビデオカメラの保持などが新たなMEの業務として追加されました。これらの業務は、厚生労働省が指定する研修の受講をもって実施可能となりますが、今後はMEの活躍の場が広がることが期待され、また、MEがタスクシフト・シェアにおいて重要な役割を担っていくことが予想されます。

　一方、MEによる器械出し業務は現行法で実施可能な業務であるとされており、日本臨床工学技士会が策定した『臨床工学技士基本業務指針2010』（以下、業務指針）の中でも「清潔野での補助業務」とされています。

　また、2021年9月に厚生労働省より各都道府県に発せられたタスクシフト・シェアの推進を図る通知[1]では、「各種手術等において術者に器材や医療材料を手渡す行為」について、「臨床工学技士を積極的に活用することが考えられる」と示されています。しかしながら、器械出し業務はMEの一般的な業務であるとはいえないのが現状です。とはいえ今後のタスクシフト・シェアにおいて、器械出し業務はMEに期待される業務のひとつであるため、その周知と発展が必要であると考えます。

❑ 当院における ME の器械出し業務について

　当院では 2012 年度より、業務指針にしたがって、ME を手術室に常駐させることとなりました。その際、看護師のマンパワー不足を補うことを目的に、ME による器械出し業務が開始されました。当院の ME 育成の特色として、入職後に器械出し業務を重点的に教育し、並行して手術室の機器管理業務を教育することがあります。器械出し業務をある程度習得したことをもって、院内における他分野の業務の教育へ移行します。

　器械出しの教育方法は前述（p.100）の通りです。症例ごとに評価を行い、段階的に器械出しの技術を習得した後、看護師と同じように器械出しに臨みます。器械出し前後についても現行法で可能な限り介助しています。担当する手術が決定したら、事前にその手術に必要な器械の情報収集をし、手術前には器械展開をします。最初は手探りで始まった ME の器械出し業務も徐々に確立され、現在では手術室の安全、効率、業務分担に貢献できていると考えます。

❑ ME として器械出しをする際に必要なこと

　ME として器械出しを始めるにあたって意識していることは、手術前後を含む業務において、関連法規に基づいて ME が実施可能な業務を整理することです。原則として、ME は医師の指示のもとに診療補助行為を行うことを業務としており、直接診療を行うことはできません。たとえば膀胱留置カテーテルを挿入することはできませんが、その介助を行うことはできます。ほかに輸液ポンプを介さない場合、静脈ルート確保の介助はできますが、その後にクレンメを開けることは薬剤の投与にあたるためできません。実際に器械出しを始めると、手術中に器械を渡すだけではなく、手術の前後や始業・終業時など、さまざまな業務に関わることになります。そのため器械出し業務の内容や種々の業務について、ME が行うことに法的根拠や妥当性があるかを検討し、明確な線引きをする必要があると考えます。

　また、手術前後での業務において、とくに患者との関わりでは、看護師とME の専門性について明確な差があると感じています。手術室では、手術を受けに来る患者の身体的特徴や心理的特徴に合わせた適切な言動が求められますが、医療機器の管理を主とする ME の養成課程では、必要とされる知識や技術が培

われておらず、十分に対応できない可能性があります。看護師の指示のもとで患者と接することを原則としつつ、患者に安心、安全を提供できるよう教育が必要だと考えます。

一方で、ME の専門性が生きる場面もあります。昨今の手術室には多種多様な医療機器があり、それぞれについて使用方法や注意点などを知る必要があります。ME が器械出しとして医療機器の使用に直接立ち会うことで、ME の知識や技術を提供することができ、機器トラブルなどがあった際もその場ですぐに対応することができます。このように多職種間で連携をとり、ME の専門性を生かせることは、ME が器械出しとして直接手術に関わることの利点のひとつだと考えます。

❑ 知識や技術の向上と、より質の高い医療提供を目指して

当院では、ME が器械出しを行うことにより手術室看護師の業務量が軽減されましたが、それにとどまらず、ME が医療機器に関する知識や技術を提供することで手術に貢献しています。さらに、医療機器が実際に使用される現場を経験することで、ME 自身が医療機器に関する理解を高めることができているという実感があります。このように、医師とメディカルスタッフ、またはメディカルスタッフ間でタスクシフト・シェアを進めるうえで大切なのは、単なる業務量の軽減にとどまらず、それぞれの職種の専門性が発揮されること、また新しい業務に携わることで知識や技術をさらに向上させ、より安全で質の高い医療を提供できるようにすることだと考えます。（一戸）

📖 引用・参考文献 ··

1）厚生労働省．現行制度の下で実施可能な範囲におけるタスク・シフト/シェアの推進について．医政発0930 第 16 号．2021 年 9 月 30 日．https://www.hospital.or.jp/pdf/15_20210930_01.pdf

第**3**章
～業務負担軽減・患者のアウトカム向上を目指して～
タスクシフト・シェア事例

2 臨床検査技師の病棟配置と病棟担当制の取り組み

社団医療法人 養生会 かしま病院　看護部長
片寄睦美

当院のタスクシフトの背景

　社団医療法人養生会かしま病院（以下、当院）は、福島県の南部に位置する193床のケアミックス型、在宅療養支援病院です（**表1**）。地方の民間病院としてどの病院でも抱えている深刻な医師不足をはじめ、現在は新型コロナウイルス感染症における感染対応（コロナ病床への人員配置など）による看護師不足にも直面しています。

　当院でも他施設と同様に、さまざまな職種においてタスクシフトが行われてきました。病棟クラークや看護補助者の配置の拡大、医師事務作業補助者の増員、医局秘書の導入、臨床工学技士による医療機器の管理・回路交換、薬剤師の病棟担当制、臨床検査技師（以下、検査技師）の病棟配置や各セクションの担当制業務などです。

　その中でも検査技師が病棟で勤務する「病棟検査技師」の取り組みは比較的

表1　当院の概要

所在地	福島県いわき市
病床数	193 床 回復期リハビリテーション病棟（59 床） 一般病棟（44 床） 地域包括ケア病棟（90 床）
診療科	19 診療科
職員数	501 人（看護職員 190 人、臨床検査技師 20 人）（2021 年 12 月）
施設基準	急性期一般入院料 4 回復期リハビリテーション病棟入院料 2 地域包括ケア病棟入院料 1
付帯設備	健診センター、居宅介護支援事業所、かしま病院介護医療院（19 床）

早い時期から行われていました。検査技師の病棟配置は全国平均で2.6%と低く（2016年日本臨床衛生検査技師会調査）[1]、現在もあまり浸透していません。他施設ではさほど例のない取り組みが当院で軌道に乗った要因として、中小規模病院の利点である「それぞれの部署間の垣根が低く、コミュニケーションがとりやすい」ことや、困っているときは互いに助け合う「お互いさま精神」が根づいている風土が考えられます。

　また、2011年の東日本大震災の際には、リハビリ職員が断水時に水を運搬し、医師が食事の配膳や環境整備を行うなど、刻一刻と状況が変化する中でそれぞれがその時々にできることをして乗り越えました。そんな非常事態の経験によって職種を越えた協働が強化されたことも、その後のタスクシフト推進に好影響を与えていると考えます。

　本稿では、当院におけるタスクシフトの先駆けとなった病棟検査技師の取り組みについて紹介します。

病棟検査技師の誕生

　当院における病棟検査技師の誕生は2005年までさかのぼります。きっかけは、臨床検査科の産休補助としてパート勤務をしていた検査技師が任期後の継続雇用を希望したことでした。この頃、看護部では慢性的な人員不足が続いており、一般病棟への病棟クラーク導入を検討していました。そこに臨床検査科から、看護部の人員不足問題が解決でき、かつ検査技師の雇用希望も叶えられるということで、検査技師を病棟配置してはどうかという提案がありました。

　病棟への検査技師の配置は初の試みであり、導入前に課題を検討する必要がありました。病棟は病棟クラークを求めていたため、検査業務だけではなくクラーク業務も担える人材に来てほしいという希望がありました。一方の検査技師側は、検査業務以外の業務がわからないという不安がありました。そこで臨床検査科の責任者と病棟課長が何度も話し合いを重ね、病棟側と検査技師側の認識の違いをすり合わせ、検査技師業務以外の病棟クラーク業務をどこまで担えるのかを双方で相談し、病棟検査技師の業務（次ページ表2）が完成しました。職種の違いによる問題をクリアできたことで、検査技師が病棟検査技師として病棟へ配属されることになりました。

表2 病棟検査技師の業務

検査技師としての業務	病棟クラーク業務
• 採血準備、採血 • 検体採取と適切な検体処理の説明 • 検査結果の確認 • 患者への検査説明、結果説明 • 異常値などの主治医への報告 • POCT（簡易迅速検査）の実施 • 生理機能検査の実施（ベッドサイド） • 血ガス、骨髄採取、生検等介助（ベッドサイド） • 病棟スタッフへの検査のアドバイス • 輸血療法の説明、輸血後の副作用チェック • 検査に関する物品管理 • 病棟と検査室間の患者送迎 • チーム医療へ参加 　（NST、ICT、DM、化学療法、輸血療法）	• 病棟内ミーティング参加 • 電話対応 • ナースコール対応 • 面会者受付・対応 • 入退院、転室、転棟、転院対応 • 各書類のスキャン業務

配属後の経緯と現在

　病棟検査技師が配属された当初、病棟側では「検査業務しかしないのか」「どの業務をどれくらい委譲できるのか」という疑問が生じ、一方、病棟検査技師側は検査業務以外の業務を行うことへの不安を感じていました。そのため検査業務以外の業務については、病棟スタッフの顔や名前、病棟の1日の流れを把握することから始めるようにし、徐々に病棟内ミーティングへの参加、電話対応やナースコール対応などへと業務を拡大していくようにしました。

　病棟に検査技師が常駐することで、それまで検査室に問い合わせていたことが病棟内で処理できるという大きな利点が生まれました。それに加えて病棟検査技師も検査業務以外の業務を問題なく遂行できるようになりました。成功の要因は本人の人間性にもあったと考えます。検査技師として高いスキルを持ち、コミュニケーション能力・適応能力も高く、隅々まで目が届き、常に迅速な対応ができる人物でした。

　2010年には病棟検査技師が交代し、さらに事務職の病棟クラークが配属され、病棟検査技師は検査科の所属になりました。現在、病棟検査技師が担当する病棟クラーク業務は以前より減っていますが、各種検査対応（写真1）など、検査技師としての業務を中心に、ナースステーション内での電話対応やナース

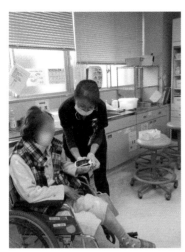

写真1 病棟検査技師による
病棟での血糖測定

◎病棟業務に携わることについて
　・賛成　　　：82%　・反対　　　：0%
　・やや賛成：18%　・やや反対：0%

病棟業務を行ってみたい理由
・業務拡大
・知識の向上
・技術を生かしたい
・医療現場に関わりたい
・患者サービス向上　など

→ 検査科スタッフが
検査外業務で
望んでいること

図1 臨床検査科スタッフへ病棟業務に対する意識調査結果
(2017年6月、対象：検査技師17名)

コール対応も行っています。

　病棟内の検査業務を病棟検査技師が行うことで、検査の質が向上し、看護師も本来の看護業務に専念できるようになりました。単に看護師の負担軽減だけではなく、患者満足と業務効率向上の両方につながっています。

　2017年からは病棟検査技師とは別に、病棟からの問い合わせや相談に迅速に対応するため、検査技師の病棟担当制が導入されました。これは病棟と臨床検査科のさらなる連携強化が目的です。病棟担当制導入前に実施した臨床検査科スタッフの意識調査（図1）では、病棟業務に携わることについて、全員が「賛成・やや賛成」という回答でした。病棟業務を行いたい理由として「業務拡大」「知識の向上」「技術を生かしたい」などがあげられ、検査室外業務に対する意欲がうかがえました。

　一般病棟以外の各病棟に担当の検査技師が配置されたことに伴い、常駐ではなく3人1組で1つの病棟を担当する体制となりました（次ページ図2）。業務内容は、検査備品の補充・期限確認、病棟配置の検査機器の管理、週に1回病棟のミーティングで検査に関する情報提供や勉強会の実施です。

　2018年からは在宅検査業務（次ページ表3）を開始しました。訪問診療に同行し、在宅での心電図や超音波検査を実施しています。まだ件数は少ないですが、今後の在宅医療の推進に伴った対応を検討しています。

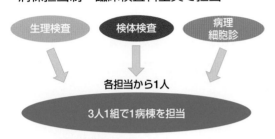

病棟担当制…臨床検査科全員で担当

図2 病棟担当制の体制

表3 当院の在宅検査業務実績

> 2018年10月から開始
> 計：24回（US 13件、UCG 33件、ECG
> 　　26件）
> 検査目的：排尿困難、不整脈、胸痛、
> 　　　　　血尿、上腹部痛、下肢浮腫など

表4 検査科の検査室外業務（2021年12月時点）

	人数	所属	担当	業務内容
病棟検査技師	1人	臨床検査科	一般病棟（専従）	＊表2参照
病棟担当制	計12人 3人1組	臨床検査科	4病棟	ミーティング参加 検査物品管理 検査情報提供 病棟配置の検査機器の点検および備品補充
健診センター	1人	臨床検査科	健診（専従）	採血、検査・結果説明 結果表確認
その他	計5人	臨床検査科	透析（1名）外来（2名）在宅（2名）	ミーティング参加 検査物品管理 検査情報提供

　このように現在は、検査技師の検査室外業務がさまざまなかたちで行われています（表4）。

相互支援が根づく組織風土

　当院では、その時々において人員の問題が浮上する中で、それぞれの状況に応じて部署の垣根を越えた異動や支援をする態勢がありました。その根底には「お互いさま精神」があります。もちろん看護部も支援されるばかりでなく、ほかの部署を支援することもあります。一例ですが、臨床検査科では午前中の採血業務を担うパート職員の雇用を検討していました。看護部では整形の疾患に

よって業務に制限が生じているパート職員がいました。検査室内の採血業務であれば行動範囲が狭く、身体に負担をかけず業務ができると考え、看護部がこの業務を行うことになりました。

　また、看護部外来クラークが診療部医局秘書へ異動するケースもありました。外来で医師の診察補助をしていたこともあり、医師とスムーズな連携が図れ、医師の負担軽減につながりました。

今後の課題

　働き方改革の一環として各職種の業務範囲は拡大してきました。法令改正により2015年から検査技師が鼻腔・咽頭からの検体採取ができるようになり、新型コロナウイルス感染症拡大時には医師の負担軽減に協力することができました。

　また、2021年10月から診療放射線技師、検査技師、臨床工学技士による静脈路確保ができるようになりました。診療放射線技師らによる造影剤などを投与するための静脈路確保が可能になれば、検査の際に看護師が検査室に出向くことがなくなり、検査時間の短縮にもつながります。実施には厚生労働大臣が指定する研修の受講が必要であり、当院でも計画している段階です。このように、採血や喀痰吸引、静脈路確保など多くの職種が関われる業務が拡大したことで、状況に合わせたタスクシフトの幅が広がりました。

　医師の負担軽減はもちろんですが、各職種が専門性を発揮し、相互によい関係を保ちながらタスクシフトを推進していくことで、それぞれの業務効率と質、そして患者満足度の向上が実現できます。また委譲するばかりでなく状況によっては委譲されるという関係職種がWin-Winとなるようなタスクシフトと、関連部署との顔の見える連携を目指していきたいと思います。

📖 引用・参考文献 ………………………………………………………………………………………

1) 日本臨床衛生検査技師会 病棟業務推進連絡協議会.「先駆的チーム医療実践講習会」に参加した151施設へのアンケート結果. 平成28年8月.
2) 厚生労働省. 第6回医師の働き方改革を進めるためのタスク・シフト/シェアの推進に関する検討会. 資料2. タスク・シフト/シェアを推進するためには法令改正が必要な業務について（具体的なイメージつき）. 2020年2月19日. https://www.mhlw.go.jp/content/10800000/000597766.pdf

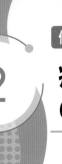

2

他職種とのタスクシフト・シェア事例③

病棟薬剤師への病棟薬剤管理業務 のタスクシフトと TAPP 連携

社会医療法人 石川記念会 HITO 病院　看護部長
細川克美

「いきるを支える」医療を目指して

　社会医療法人石川記念会 HITO 病院（以下、当院）は、四国の中心に位置する愛媛県四国中央市にある、病床数 257 床（回復期リハビリテーション病棟・地域包括ケア病棟・一般病棟・緩和ケア病棟）のケアミックス型病院で、地域の 2 次救急を担っています。

　当院は、ひとがより良く生きるための医療のあり方を考える「いきるを支える」医療を目指しています。高齢者が増える一方で働き手が減っていく中、常に質の向上が求められる医療現場では、業務の効率化が必須となっています。しかし、効率追求のみにならないよう、当院看護部では「ひと」が中心という当院のコンセプトに基づき、チーム医療における看護業務の明確化と他職種との委譲・協働を推進し、看護の質と業務効率両方の向上を目指しています。

　本稿では、当院における病棟薬剤師と看護師とのタスクシフト・連携の実際と成果について報告します。

病棟薬剤管理業務：看護師から病棟薬剤師へのタスクシフト

　当院では 2019 年より病棟薬剤管理業務についてタスクシフトを行っています。その目的は、①病棟薬剤管理業務内容を明確にし、看護師・薬剤師が専門性に応じた役割を実践する　②職種間の業務連携や情報共有を推進し、安全・安心な薬剤管理業務を実践する です。

　事前の調整では、薬剤部長と看護部長が互いの部署の課題について意見交換を行いました。その中で両者が病棟薬剤管理業務の協働について同じ思いであることを共通認識し、コンセンサスを得たうえで同じスタンスで取り組みをスタートさせました。この事前調整が今回の取り組みにおける大きなポイントで

あったと考えます。専門職として互いの業務を尊重するスタンスが根底にあり、常に「患者のため」の協働であるという共通認識がありました。取り組みにあたって、2019年度には薬剤師2名が増員されました。

❑ タスクシフト前の病棟薬剤管理業務

タスクシフトを行う前は、以下の業務を病棟看護師が行っていました。

①病棟管理の患者の内服薬を配薬カートにセットする。患者別に1週間分、1回配薬BOXを使用。

②追加処方薬・持参薬・中止薬を医師の指示に基づき、配薬カートに患者別に1週間分をセットする。

③病棟常備薬・救急カート薬剤・麻薬などの使用期限・定数を1日1回点検する。

④配薬カート指示簿と薬剤を確認した後、薬剤を取り出し、患者に配薬する。

⑤医師の指示に基づき、追加薬剤処方や中止薬の情報を病棟薬剤師に業務連絡する。

❑ タスクシフト後の業務分担内容

薬剤部・看護部間でコンセンサスを得たうえで、業務内容に応じて病棟薬剤師業務と病棟看護師業務の選別を行いました。その結果、以下のように業務内容が区別されました。

◉ 病棟薬剤師の業務

①病棟管理の患者の内服薬を配薬カートにセットする。患者別に1週間分、1回配薬BOXを使用。

②追加処方薬・持参薬・中止薬を医師の指示に基づき、配薬カートに患者別に1週間分をセットする。

③病棟常備薬・救急カート薬剤・麻薬などの使用期限・定数を1日1回点検する。

◉ 病棟看護師の業務

①配薬カート指示簿と薬剤を確認した後、薬剤を取り出し、患者に配薬する。

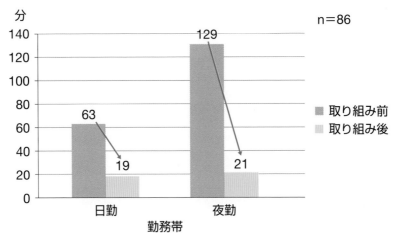

図1 取り組み前後の病棟看護師による薬剤管理時間

②医師の指示に基づき、追加薬剤処方や中止薬の情報を病棟薬剤師に業務連絡する。

□ タスクシフトの成果

病棟薬剤管理業務のタスクシフトによって、1人の病棟看護師が薬剤管理業務に携わる時間は、それぞれ日勤44分、夜勤108分マイナスと大幅に減少しました（図1）。また、病棟薬剤師が病棟薬剤管理を行うことにより、ある1週間における薬剤管理に関するインシデント報告件数は0件となり、病棟看護師の配薬忘れは5件→2件に減少しました。時間外勤務も減少し、病棟看護師は総数547時間／年、病棟薬剤師は総数109時間／年の削減となりました。

TAPPにおける病棟薬剤師と病棟看護師の連携

2018年からはTAPP（Team Against Polypharmacy）チームにおける多職種連携を行っています。この連携の目的は患者に適切な薬物療法を提供し、結果として薬剤数を減らすことです。メンバーは、医師・薬剤師・看護師・セラピスト・栄養士の5職種です。

TAPP連携を進めるにあたって、病棟ごとに病棟薬剤師と病棟看護師の役割を次のように定めました。

・急性期病棟の場合

①**病棟看護師**は、新規入院患者・転入患者を選出し、患者選出シートに入力する。入院時に持参薬を預かり、服用数を確認し、**病棟薬剤師**に渡す。

②**病棟薬剤師**は、患者選出シートより入院時持参薬が6種類以上の患者をピックアップし、カンファレンスシートへ入力する。

③**病棟看護師**と**病棟薬剤師**は、対象患者情報を共有する。

④**病棟看護師**は、対象患者の主症状・ADL・睡眠・食事・排泄などの状況や服薬管理能力の評価・服薬状況の確認を行い、**病棟薬剤師**と情報共有する。

⑤**病棟薬剤師**は、事前情報を踏まえ、TAPPカンファレンス前日までにアセスメント内容をカルテに記載する。

⑥TAPP委員（**病棟看護師**）は、TAPPカンファレンス（1回／週）に参加し、意見交換を行う。

・地域包括ケア病棟・回復期リハビリテーション病棟の場合

①**病棟看護師**は、転入患者を選出し、患者選出シートに入力する。転入時に内服薬を預かり、服用数を確認し、**病棟薬剤師**に渡す。

②**病棟薬剤師**は、患者選出シートより転入時内服薬が6種類以上の患者をピックアップし、カンファレンスシートへ入力する。

③**病棟看護師**は、急性期病棟看護師より、対象患者の主症状・ADL・睡眠・食事・排泄などの状況や服薬管理能力の評価の申し送りを受け、**病棟薬剤師**と情報共有する。

④**病棟看護師**は、引き続き対象患者の生活状況・服薬状況・薬に対するアドヒアランスなどについて観察を行い、カルテに記載する。

⑤**病棟薬剤師**は、**病棟看護師**からの情報を参考に、TAPPカンファレンス前日までにアセスメント内容をカルテに記載する。

⑥TAPP委員（**病棟看護師**）は、TAPPカンファレンス（1回／週）に参加し、意見交換を行う。

❑ TAPPカンファレンスの流れ

「TAPPカンファレンスの流れ」については、次のように取り決めを行いました。

①**病棟看護師**は、日々の新規入院患者を病棟ごとの患者選出シートに入力、対象患者の情報収集を行い、**病棟薬剤師**と情報共有する。

②**病棟薬剤師**は、患者選出シートより入院時持参薬が6種類以上の患者をピックアップし、カンファレンスシートへ入力する。また、事前情報を踏まえ、TAPPカンファレンス前日までにアセスメント内容をカルテに記載する。

③TAPPカンファレンス参加者（医師・薬剤師・看護師・セラピスト・栄養士）は、TAPPカンファレンス開始までに、カンファレンスシートに上がっている患者について情報収集を行う。毎週火曜日13時よりオンラインにてTAPPカンファレンスを開催する。

④**病棟薬剤師**が患者の減薬についてカルテの記載をもとにプレゼンテーションする。プレゼン後、各職種が意見やコメントを行い、方針を決定する。

⑤**病棟薬剤師**は、カンファレンスでの方針について主科の医師へ相談し最終決定する。患者もしくは家族へ減薬についての承諾を得る。

⑥すべての職種は、減薬実施後の症状などを観察し病棟チームで共有、場合によっては対策を講じる。必要があれば再度カンファレンスに上げる。

そして「TAPP介入の流れ」については、図2のようになります。

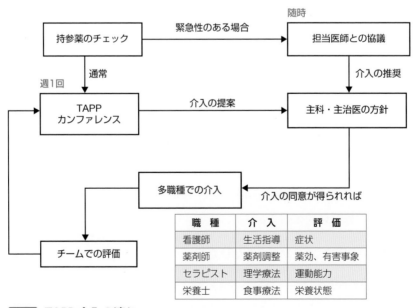

図2 TAPP 介入の流れ

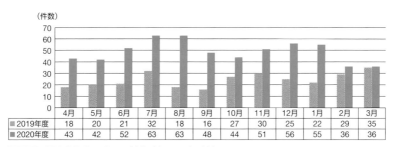

(件数)	4月	5月	6月	7月	8月	9月	10月	11月	12月	1月	2月	3月
■2019年度	18	20	21	32	18	16	27	30	25	22	29	35
■2020年度	43	42	52	63	63	48	44	51	56	55	36	36

図3 薬剤総合評価調整加算の取得状況

❏ ポリファーマシー対策の成果

　TAPP によるポリファーマシー対策の成果について図 3 に示します。薬剤総合評価調整加算件数は病院全体で上昇しています。病棟別に見てもすべての病棟で上昇するという結果になりました。

病棟薬剤管理業務のタスクシフトによる成果

　病棟薬剤管理業務をタスクシフトしたことによる成果を調査したところ、各勤務帯における病棟看護師の病棟薬剤管理業務に係る時間は減少しました。病棟看護師はタスクシフトによって得られた時間を活用することで、ベッドサイド訪室時間を 20 分早くすることができ、タイムリーな患者対応が可能となりました。また、看護記録を勤務時間内に終わらせて定刻に退勤できる日が増え、慣例化していた始業前出勤が 30 分減少し、定刻出勤が増え、病棟看護師のストレスが大幅に減少しました。

　薬剤に関するインシデント報告件数は、前述しましたが明らかに減少し、中でも薬剤準備や薬剤変更時におけるインシデントは 0 件となりました。これは病棟薬剤師の専門性を発揮したことによる成果だと考えます。一方、病棟看護師が行う配薬時の患者誤認や投薬忘れなどのインシデント報告数は減少したものの皆無ではないため、薬剤の 6R を徹底すべく今後の課題としてとらえています。

　次に、TAPP における病棟薬剤師と病棟看護師の協働の成果として、TAPP カンファレンスでの患者情報の共有があげられます。患者に適切な薬物療法を提供するには、生活に対する患者の考え方を把握することが前提にあると考え

ます。病棟看護師は患者の食事、排泄、睡眠状況を観察するだけでなく、薬が見込み通り効いているか、副作用が患者の生活に影響を与えていないかどうかを観察し、TAPP カンファレンスで発言する役割を担っています。当院のTAPP カンファレンスではフラットな関係性が構築されているため、多職種で意見交換する場面で、病棟看護師は入院生活の状況を踏まえ、処方に疑問を持ったときにはちゅうちょなく疑義を発したり、状況を報告したりしています。

　TAPP カンファレンス以外の場面でも、病棟薬剤師を介して医師に処方の適正化を提案したり、病棟薬剤師が疑問に思ったことを病棟看護師が主治医に直接伝えたりしています。これらは、日常的に多職種がチームとして患者に関わり、互いの専門性を尊重していることの現れだと実感しています。

　とくに、病棟薬剤師と病棟看護師（TAPP 委員）は、患者情報を常時共有し、毎日の患者カンファレンス時には多職種から提供された薬剤情報をもとに意見交換を行っています。病棟薬剤師と病棟看護師（TAPP 委員）の連携が円滑な病棟ほど、薬剤総合評価調整加算が多いととらえています。

病棟薬剤師との連携を強化し、看護師の役割を果たす

　看護師は患者に寄り添い、先を見すえ、患者情報を適切に把握したうえで発言力を磨き、病棟薬剤師との連携を強化することにより、TAPP における看護師の役割をより一層果たせるようになると考えます。

　現在は、看護師と薬剤師のタスクシフト・協働によって両者の業務連絡や情報共有が進むことで、医師を巻き込んだ連携にもつながっています。各職種の専門性を発揮し、患者の退院を見すえた薬物管理や患者指導を行う中、互いを尊重した連携をとることによって、それぞれが専門職としてのモチベーションを維持できていると考えます。

📖 引用・参考文献 ....

　　1) 細川克美. 病棟薬剤師との役割移譲・協働による病棟薬剤管理業務の見直し―「患者のため」の協働を共通認識として. 看護. 72 (8), 2020, 35-9.
　　2) 木下玄子. HITO 病院におけるポリファーマシー対策. 病院羅針盤. 10 (160), 2019, 11-5.
　　3) 小島太郎. ポリファーマシーの概念と対処の基本的考え方. 日本老年医学会雑誌. 56 (4), 2019, 442-8.
　　4) 菅原健一. ポリファーマシー対策のための多職種連携. 調剤と情報. 23 (1), 2017, 30-4.

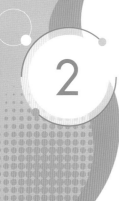

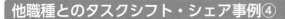

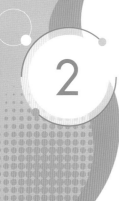
2

他職種とのタスクシフト・シェア事例④

看護クラーク科、ビジターサポート課とのタスクシフト・シェア

医療法人社団 協友会 メディカルトピア草加病院 看護部長
真々田美穂

看護師が看護業務に専念できる環境づくり

看護師が看護業務に専念できる環境を整えることは就業継続への動機づけにつながります。メディカルトピア草加病院（以下、当院）看護部は『看護業務の効率化先進事例アワード2019』〔その他の工夫部門〕にて優秀賞を受賞しました。テーマは「小規模病院における看護クラーク科の立ち上げ：看護クラークの一元管理による看護師負担軽減」です。本稿では、アワード2019優秀賞受賞につながった看護クラーク科（以下、クラーク科）とのタスクシフトと効果、クラーク教育についてと、ビジターサポート課とのタスクシフト・シェアの取り組みについて紹介します。

❑ 取り組みの背景

筆者は、看護師が看護業務に専念できる環境で他職種と連携しながら最善のケアを提供することが、専門職としての満足感や達成感につながると考えています。2007年、厚生労働省は各都道府県知事宛てに『医師及び医療関係職と事務職員等との間等での役割分担の推進について』という通知を発信しました。この通知にも、基本的な考え方として「各医療機関においては、良質な医療を継続的に提供するという基本的考え方のもと、医師、看護師などの医療関係職の医療の専門職種が専門性を必要とする業務に専念することにより、効率的な業務運営がなされるよう、適切な人員配置のあり方や、医師、看護師などの医療関係職、事務職員などの間での適切な役割分担がなされるべきである」[1]と記されています。

医師事務作業補助者は医師の書類作成代行などの事務業務を担いますが、看護業務においても診療に必要な書類の整備などの事務的業務が存在するため、これらの業務の効率化が必要だと考えました。

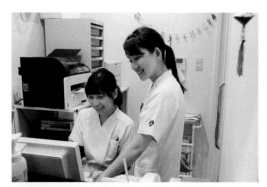

写真1 クラーク科スタッフ

❑ 当院の概要

　当院は上尾中央医科グループの病院です。筆者はグループ内異動にて2017年に赴任しました。80床の小規模な病院ですが、常勤医師は30名と規模の割には多くの医師が在籍しています。外来患者数は400人／日、内視鏡件数550件／月、手術件数150件／月で、低侵襲内視鏡手術を主体としているため平均在院日数は8.6日と短く、病床の回転が早いことが特徴です。看護単位は病棟2単位、外来、手術室、内視鏡部門の5単位で、赴任当初、クラークは手術室部門以外の看護単位に配置されていました。クラークの業務には、診療・看護記録に関する診療録や帳票類などの書類管理、患者案内などがあります（写真1）。医師事務作業補助者の業務は別の部署が担っています。

　赴任してすぐ、外来や手術室では看護師が事務的業務を行っていること、さらにクラーク不在時やクラークの勤怠管理を各部署の師長が対応していることに課題があると感じました。クラークが部署間を行き来でき、最低でも2部署の業務を習得できればクラークの常時配置が実現できると確信し、クラークを一元管理して「クラーク科」として組織化することにしました。

クラーク科立ち上げに向けて

　クラーク科の立ち上げに向けて、次のような取り決めを行いました。

1. クラーク科を看護部長直下の組織とし、1部門として立ち上げる。責任者を

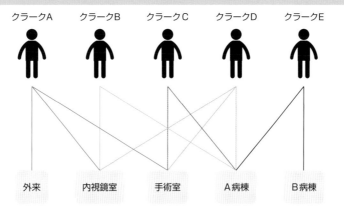

目標	・常勤クラークは最低2部署の業務ができる
	・１カ月を目安に独り立ちをする

・全部署の業務調査を実施　　・漏れがない手順書の作成　　・マンツーマン指導

クラークA　クラークB　クラークC　クラークD　クラークE

外来　　内視鏡室　　手術室　　A病棟　　B病棟

図1 クラーク科立ち上げに向けたクラーク配置のイメージ

任命し、指揮命令系統を明確にする。

2. クラーク責任者がクラーク科の勤怠管理を行う。

3. タイムスタディを実施し、クラーク業務マニュアルの見直し、改訂を行う。

4. 常勤クラークは複数部署（最低２部署）の業務ができるようにする（図１）。

5. クラークへタスクシフト可能な業務の洗い出しを行う。

6. クラークの教育プログラム（クラークラダー）を作成し、質の高いクラークを育成する。

□ 一元管理するためのクラーク研修の実際

　各部署の業務チェックリストに沿って、常勤クラークがもともと担当していた部署に加え、さらにもう一部署の業務ができるような体制づくりをしました。具体的には、人員に比較的余裕がある日を選び、１カ月を目標にマンツーマンで業務を指導し、独り立ちできるようにしました。教える側は業務マニュアルに沿って指導を行います。また、指導しながら業務内容とマニュアルの乖離やマニュアルに追加修正すべき点がないかを確認したことで、マニュアルの見直しもできました。

❑ 取り組みの効果・成果

◉ 複数部署業務を担当できたことによる効果

　クラーク科を一元管理することにより、各部署へのクラークの常時配置が可能になりました。常勤クラークは2〜4部署の業務を習得し、オールマイティに活躍しています。複数部署に横断的に関わることで、多くの看護師と知り合いになれるというメリットもありました。

　また、毎月の勤務表作成や配置の割り当てをクラーク科の責任者が行うことで、部署の師長は看護管理業務に専念できる体制が整いました。

◉ 看護師からクラークへタスクシフトした業務

　看護師からクラークへタスクシフトした業務を表1にまとめます。業務は増えてもクラークの残業はゼロとなっています。そのうちのいくつかの例を紹介します。

・上部内視鏡検査の説明業務

　内視鏡検査は30件／日程度あり、苦痛緩和のためセデーションを行う患者も増加していることから、検査介助に加え、セデーション後のリカバリー室で

表1 看護師からクラークへタスクシフトした業務

外来	リネン・物品管理・車いす点検
	外来看護日誌、救急日誌入力
	小児科予防接種予約
	実績入力（禁煙外来、自己血貯血、訪問診療）
	造影剤検査の備品確認および準備
病棟	入院診療計画書管理（入院期限確認）
	様式9号作成→クラーク科チーフへ
	QI入力（DiNQLデータなど）→クラーク科チーフへ
内視鏡	上部内視鏡検査説明
手術室	手術室事務業務全般、統計資料作成
	SPD物品受け取り、検品、保管業務

の観察にも割り当てが必要となっていました。またタスクシフトを行う前は、上部内視鏡検査の予約が入ると内視鏡室の看護師が事前検査説明を行っていました。業務量が多く、患者を待たせてしまうこともあったため、検査説明をクラークへタスクシフトすることを検討しました。

タスクシフトにあたっては、1カ月を目標に研修計画を立案しました。具体的には、看護師が説明している場面の見学、説明場面を設定してのロールプレイ、看護師見守りのもとで患者への説明を行うというプロセスを経て、看護師の許可が得られるとクラーク単独で説明が可能になります。

クラークが説明可能な範囲は上部内視鏡検査に限定し、クラークが説明することについて事前に患者の理解が得られていることを基準としています。2021年3月に上部内視鏡検査の説明を受けた患者数198件のうち160件、約8割の説明をクラークが実施しました。説明の所要時間は1人当たり約15分で、1カ月当たり約40時間を看護師に提供できたことになります。

・クラークを手術室に配置した効果

手術室看護主任は、手術や麻酔に関わる資料作成や看護師に担当業務を割り当てる入力業務など、手術介助の実務に加えて事務的業務も行っていました。これらを勤務時間外に実施していることが常態化しており、1カ月に16時間程度の残業時間が発生していました。クラークの常時配置が可能になったことで、これらの事務的業務をクラークへタスクシフトすることができました。クラークが1日7時間勤務を週5日間、1週間で35時間の勤務を行った結果、残業時間が最も多かった主任看護師の残業時間が月平均7時間削減されました。

また、手術部門のSPD管理の一部である納品確認や検品も看護師からクラークへタスクシフトしました。タスクシフトする際には、どのクラークが行っても一目でわかるよう物品の置き場所を明示し、効率化を図りました。

手術室看護師はタスクシフトによって生まれた時間を術前術後訪問や介助技術研修などにあてることができるようになりました。

❑ クラーク教育の実際

クラークの実践能力評価ができるよう、看護師のクリニカルラダーを改編してクラークラダーを作成しました。あわせて、患者の安全を担保し、個々のクラークの実践能力を高められるよう教育体制を整え、当法人グループで毎年実

施している事務職認定試験の受験を推奨しています。試験合格者の表彰制度もあり、スキルアップしながら働き続けていくために大切な動機づけになっていると考えます。

　また、クラーク育成の一環として、今年度からはクラークも看護部業務委員会のタスクシフトチームのメンバーに加わることになり、クラーク責任者も看護管理者会議に出席し、情報を共有しています。

看護師を支える事務職員：ビジターサポート課

　ここからは、「ビジターサポート課」の業務や看護部門とのタスクシフト・シェアについて紹介します。2020 年に当院で、看護師を対象に「看護業務の効率化を図るために重要性が高いと思う事務職」についてアンケートを実施したところ、第 1 位にクラーク、次にビジターサポート課という結果が出ました。

　ビジターサポート課は、ホスピタリティ精神のもと、外来や入院患者のサポートを行うことを使命とする部署であり、医事課部門と看護部門のパイプ役として活躍しています。主な業務内容は次の通りです。

1. 入院説明（**写真 2**）
   ・入院予約が発生した際、入院パンフレットに沿って持ち物、注意事項の説明を行う。
   ・病室の写真を見せながら特徴を説明し、患者の希望に合った病室の予約を取る。
   ・入院時に必要な書類の説明を行う。
2. 入院手続き・案内
   ・入院時に患者から入院書類一式と保証金を預かる。
   ・入院患者を病室まで案内し、病棟設備について説明する。
3. 請求書・概算の配布
   ・概算：退院前日に病室へ訪問し、口頭または書面で金額を伝える。
   ・請求書：退院当日に病室まで届ける。
4. ベッドコントロールミーティングへの出席（**写真 3**）
   ・毎朝行われるベッドコントロールミーティングに参加し、各部署と当日の入退院患者を確認し空床状況などについて意見交換を行う。

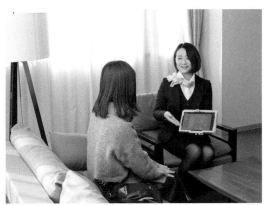

写真2 ビジターサポート課による入院説明

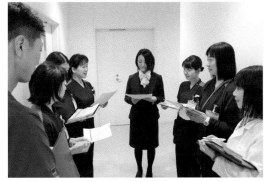

写真3 ベッドコントロールミーティング

  ・予約入院のベッドコントロール調整、管理を行う。

5.　受付業務補助、外来フロアでの患者案内

  ・再来受付機、精算機の操作補助などを行う。

6.　入院に関する問い合わせへの対応

  ・受付窓口、外線、問い合わせメールに対応する。

　予約入院確定後、看護師は患者の入院目的に応じた個別説明を行います。その後、ビジターサポート課のスタッフが、必要な持ち物や当日の来院時間、病室の概要などを説明します。入院当日も直接病棟まで案内し、病棟内の設備などを説明します。

　前述した通り、当院では低侵襲手術を受ける患者の入院が多く、在院日数が6〜10日と短期間であるため回転が早く、半年先まで入院予約が入っている状況です。このような状況でのベッドコントロールは病棟看護管理において非常に重要な業務ですが、予約ベッドの調整には多くの時間を要します。そこで入院予約患者のベッドコントロールをビジターサポート課にタスクシフトすることにより、病棟師長は空床期間の緊急入院受け入れや看護師配置の調整などに時間をかけることが可能となります。

　入院説明時にビジターサポート課で把握した追加情報などがあれば、看護師とシェアします。外来看護師からの申し送りに加え、ビジターサポート課からの情報も、看護を展開するうえで役に立っています。

　ビジターサポート課は組織図上は事務部門となりますが、業務の内容から見

ると看護師との連携が必須であり、とても大切な役割を担っています。

タスクシフトによる効果

　タスクシフトの効果として、看護師から「看護業務を中断して事務作業を行うことが減り、看護師本来の業務に集中できるようになった」、クラークからは「何をすべきかが明確化されたことで、自身で考えて行動できるようになり、クラークとしての成長の機会が増えた」との声がありました。

　看護の現場には、事務業務や患者へのルーチンな説明、案内など、看護師以外に委譲できる業務が存在します。このような業務を洗い出し、事務職と分担し合い、良好な関係を保ちながら対等に意見が出せる信頼関係づくりが不可欠です。看護業務の効率化の目的は、看護師の負担軽減のみを考えるのではなく、他職種とタスクシフト・シェアを行うことによって相乗効果が生まれ、さらに生産性が高まることです。看護師が専門職として本来の業務に専念でき看護実感が得られていること、加えて患者の安全が担保され安心につながっていること、このような好循環が常に行われるよう、関係の質を保っていきたいと考えます。

📖 引用・参考文献 ……………………………………………………………………………
　1）厚生労働省. 医師及び医療関係職と事務職員等との間等での役割分担の推進について. 医政発第1228001号. 2007年12月28日. https://www.mhlw.go.jp/stf/shingi/2r98520000025aq3-att/2r98520000025axw.pdf

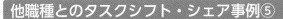
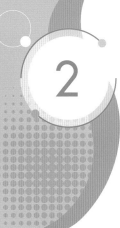

2 役割推進会議を中心とした他部門との業務分担の工夫

社会医療法人 帰巖会 みえ病院　看護部長
甲斐清美

看護師などの負担軽減を目指し「役割推進会議」を発足

　社会医療法人帰巖会みえ病院（以下、当院）は大分県の県庁所在地から40km離れた豊後大野市三重町にあります。豊後大野市の人口は3万4,187人（2021年10月31日時点）、高齢者人口1万5,113人で高齢化率は44.2%と全国の高齢化を先取りしています。その中で当院は、病床数110床の2次救急指定病院として、急性期病棟、回復期リハビリテーション病棟、地域包括ケア病棟を備えています。法人の理念に沿って医療、保健、福祉の良質かつ包括的なサービスを提供し、地域住民のニーズに応え、地域医療資源、社会資源と連携し地域の健康づくりに貢献しています。

　地域柄、看護師不足は長期的な課題となっています。そのような中、組織で病院勤務医および看護職員の負担を軽減し、処遇を改善する体制を整えるため、多職種からなる「役割推進会議」を設置して取り組んでいます。

　役割推進会議の目的は、①病院勤務医と看護職員の負担軽減と処遇の改善に向けて、多職種の役割分担を推進し、体制を整備する ②病院勤務医および看護職員の負担軽減と処遇の改善計画の実施、評価を行う とされています。会議のメンバーは院長、医局長、看護部長、事務長、リハビリテーション部長、薬剤科科長、検査科科長、透析センター科長（臨床工学技士）、放射線科代表、栄養科代表、地域連携課代表、医事課代表、本部代表、看護部門（副看護部長・NP・急性期病棟師長・回復期病棟師長・外来師長・看護補助者）です。会議の責任者としては、病院勤務医の負担軽減に関しては事務長、看護職員の負担軽減に関しては看護部長をあてています。

　2021年4月には2021年度看護職員負担軽減および処遇の改善計画（次ページ表1）を立案しました。4月の役割推進会議の中で、看護部長より、2020年度からは新型コロナウイルス感染症の対応によって看護職員の感染予防対策や

表1 当院における看護職員負担軽減および処遇の改善計画（2021年度）

分野		現状	2021年までの目標	目標達成のために必要な手順	達成項目のチェック 2021年3月	2022年3月
看護師処遇改善	勤務体制の改善	時間外勤務が発生しないような業務量の調整		他部署間とのワークシェアの推進 研修時間の見直し	☑ 70%	☐
		2交代勤務の夜勤後の暦日の休日の確保	2交代勤務の夜勤後の暦日の休日の確保	勤務表作成時に確認	☑ 100%	☐
		仮眠2時間を含む休憩時間の確保	仮眠2時間を含む休憩時間の確保	夜勤業務手順に明記	☑ 100%	☐
		夜勤連続2回以内	夜勤連続2回以内	勤務表作成時にチェックリストで確認	☑ 100%	☐
		有給休暇取得5日以上全員（働き方改革）	計画的な長期休暇の推進	部署管理者が取得できているか確認	☑ 100%	☐
	妊娠、子育て、介護中の看護職員に対する負担軽減	短時間正規雇用の看護職員の活用	短時間正規雇用の看護職員の活用		☑ 100%	☐
		多様な勤務体制の導入	多様な勤務体制の導入	個人の希望に合わせて勤務体制を考える	☑ 100%	☐
		院内保育所・病児保育の実施	院内保育所・病児保育の実施		☑ 100%	☐
		夜勤の免除	夜勤の免除		☑ 100%	☐
		半日、時間単位休暇制度	半日、時間単位休暇制度		☑ 100%	☐
		所定労働時間の短縮	所定労働時間の短縮		☑ 100%	☐
		他部署への配置転換	他部署への配置転換	希望に添う配置転換	☐	☐
	夜勤負担の軽減	看護補助者の夜間配置	看護補助者の夜間配置		☑ 100%	☐
		勤務間インターバル11時間以上の確保	11時間以上の勤務間隔の確保	実際の勤務実績（時間外勤務含め）インターバル11時間以上	☑ 100%	☐
		夜勤従事者の増員	夜勤従事者の増員	看護補助者の雇用の促進	☑ 100%	☐
看護補助者教育		看護補助者の指導者の育成	看護補助者の指導者の育成		☑ 100%	☐
		看護補助者教育（定期教育計画）	看護補助者教育（定期教育計画）	看護部年間教育計画に盛り込む	☑ 100%	☐
		入職時のチェックリストに沿った教育	入職時のチェックリストに沿った教育		☑ 100%	☐
		看護補助者と看護師の業務手順の見直し	看護補助者と看護師の業務手順の見直し	看護補助者と看護師の業務手順の見直し	☑ 100%	☐
		入院セットの導入			☐	☐
		看護補助者の人員確保	看護補助者の人員確保	採用活動（ハローワーク・HP更新・処遇）	☑ 100%	☐
看護職員と多職種の業務分担	薬剤師	入院時、持参薬のチェック、定期点滴・内服薬指示分を病棟に持参	入院時、持参薬のチェック、定期点滴・内服薬指示分を病棟に持参	病棟薬剤業務手順	☑ 120%	☐
		抗がん剤や免疫抑制剤や麻薬等の服薬指導	抗がん剤や免疫抑制剤や麻薬等の服薬指導	薬剤師に看護必要度研修の受講	☑ 100%	☐
		退院時服薬指導	退院時服薬指導	薬剤師の病棟配置、カンファレンス等を通じての主治医との情報共有	☑ 100%	☐
		退院時処方の薬剤整理（理解力に不安がある患者については入院時処方と退院時処方とをわかりやすく再調剤する）	退院時処方の薬剤整理（理解力に不安がある患者については入院時処方と退院時処方とをわかりやすく再調剤する）		☑ 100%	☐
		コロナワクチンのミキシング	コロナ原液と生食の混注		☐	☐
		抗がん剤のミキシング	抗がん剤のミキシング		☑ 100%	☐
	セラピスト	ベッドサイドリハやリハビリ室でのリハビリの一貫として患者移乗、移動トイレ介助を行う	ベッドサイドリハやリハビリ室でのリハビリの一貫として患者移乗、移動トイレ介助を行う	セラピスト対象の看護必要度研修の実施	☑ 100%	☐
		病棟ADL（移動、トイレ動作、入浴動作、食事動作）変更の検討と主治医の許可を得て、職録の記載。介助方法の指導	病棟ADL（移動、トイレ動作、入浴動作、食事動作）変更の検討と主治医の許可を得て、職録の記載。介助方法の指導		☑ 100%	☐
		リハビリ前のバイタル測定をリハビリスタッフが行い、異常時は看護師に報告する	リハビリ前のバイタル測定をリハビリスタッフが行い、異常時は看護師に報告する		☑ 100%	☐
		月1回以上摂食嚥下口腔ケアについて看護師とSTの情報交換と計画の見直しを行う	月1回以上摂食嚥下口腔ケアについて看護師とSTの情報交換と計画の見直しを行う		☑ 100%	☐
		ワクチン誘導	問診のところから接種場所への誘導		☐	☐
		必要な患者に食事介助、口腔ケアを行う	必要な患者に食事介助、口腔ケアを行う		☑ 100%	☐
		毎週金曜日に認知症患者の院内ラウンドに参加して意見交換を行い、認知症患者の情報や対応を共有、リハ介入時の見守り等を行う		認知症ラウンドの周知	☑ 100%	☐
		褥瘡ハイリスク患者の褥瘡予防や安楽のためのポジショニングの写真や24時間の体位変換表をベッドサイドへ掲示し看護師と協働でケアを行う		褥瘡回診への参加	☑ 100%	☐
		褥瘡回診に参加し、ポジショニングなどの変更が必要な場合はベッドサイドの提示を変更する			☑ 100%	☐
		退院に向けての外出・外泊・動作確認の提案と必要時同行訪問、主治医の許可を得て、職録の記載。動作確認後に主治医への報告、退院調整	退院に向けての外出・外泊・動作確認の提案と必要時同行訪問、主治医の許可を得て、職録の記載。動作確認後に主治医への報告、退院調整		☑ 100%	☐
		退院後訪問の提案、患者家族への事前電話連絡、調整（日程、多職種の参加の有無）、車の手配、訪問の実施、職録の記載	退院後訪問の提案、患者家族への事前電話連絡、調整（日程、多職種の参加の有無）、車の手配、訪問の実施、職録の記載		☑ 100%	☐
	臨床検査技師	採血管準備（ラベルを貼り準備し配布）	採血管準備（ラベルを貼り準備し配布）		☑ 100%	☐
	臨床工学技士	使用後の輸液ポンプや点滴スタンドの動作確認と整備を行う	使用後の輸液ポンプや点滴スタンドの動作確認と整備を行う		☑ 100%	☐
		使用中の呼吸器およびAED・心拍モニターの定期点検や不具合が生じた場合の対応	使用中の呼吸器およびAED・心拍モニターの定期点検や不具合が生じた場合の対応		☑ 100%	☐
		透析患者のバイタルサインの測定や患者の搬送などを一緒に行う	透析患者のバイタルサインの測定や患者の搬送などを一緒に行う		☑ 100%	☐
	放射線技師	搬送の協力	搬送の協力依頼があった場合、協力する		☑ 100%	☐
	栄養士	週1回栄養サポートチームのメンバーとして患者の栄養管理を共に行う		NST回診時の情報交換	☑ 100%	☐
		褥瘡回診に参加し栄養補給の見直しなど、提案を行う	褥瘡回診に参加し栄養補給の見直しなど、提案を行う		☑ 100%	☐
	クラーク	入院書類の確認と予約入院の準備	入院書類の確認と予約入院の準備		☑ 100%	☐

　　ワクチン接種、コロナ陽性者の宿泊療養支援など、業務拡大が余儀なくされていることを説明し、ワクチン接種や病院玄関でのトリアージについて他職種への協力依頼を行いました。その依頼を事務長、リハビリテーション部、地域連

携室、医事課が受けてくれました。そのことにより、2021年度は2020年度に追加して、薬剤師によるコロナワクチンのミキシング、リハビリテーション部のセラピストによる問診場所からワクチン接種場所への患者誘導が始まりました。

❑ 勤務体制の改善、夜勤負担軽減の取り組み

ここからは具体的な改善計画の内容について、いくつか紹介します。

勤務体制の改善、夜勤の負担軽減を目指して行ったのが、勤務表作成時のチェックリストの活用です（表2）。各部署の師長はチェック項目に沿った勤務表作成を心がけるようにし、勤務表提出時にはチェック済のリストを添付して看護部へ提出します。看護部長は、患者の安全、職員の安全を考えた勤務表作成になっているかを確認します。

❑ 妊娠、子育て、介護中の看護職員に対する改善

妊娠、子育て、介護中の看護職員に対して、短時間正規雇用の活用など多様な勤務形態を導入しています。雇用形態を表している勤務表の勤務記号は現在40種類以上あります。また、病院に隣接して保育所や病児保育を設けていま

表2 勤務表作成時のチェック項目

部署名（　　　　　）（　　　　）月

1	各勤務の最低必要人数をクリアしている	
2	各勤務にリーダーがいる	
3	終了時刻と勤務開始時刻 11 時間以上	
4	夜勤連続 2 回以内	
5	連続勤務日数は 5 日以内	
6	月に 1 回以上は土・日連続休み	
特記事項		

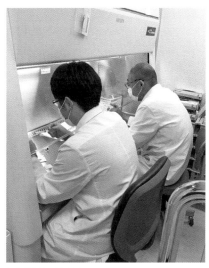

写真1 薬剤師によるコロナワクチンのミキシングの様子

す。妊娠、子育て中の看護職員が希望すれば夜勤免除にも対応しています。年に一度は意向調査を行い、できるだけ希望に沿った部署配置をすることも心がけています。

❏ 薬剤師によるコロナワクチンのミキシング

前ページの写真1は薬剤師によるコロナワクチンのミキシングの様子です。2020年の1年間は看護部がミキシングから注射までのすべての業務を行っていました。しかし、新型コロナウイルス感染症問題の長期化によって看護職員の業務が圧迫されるようになったため、役割推進会議に提案し、薬剤師がコロナワクチンの原液と生食のミキシングを行うことになりました。ミキシングを終えたバイアルが看護部に来ることで看護部の負担は軽減されています。

❏ コロナワクチン接種に伴う誘導業務

役割推進会議で筆者は、ワクチン接種前の問診や注射、注射後の観察などに必要な看護職員を、日々、各部署から多数選出していることを伝え、他部門に支援を呼びかけました。それを受けて、コロナワクチン接種の問診後のトイレ誘導や接種場所への移動補助はリハビリテーション部のセラピストが担当することになりました（写真2）。車椅子を使用する高齢者や見守りが必要な高齢者のワクチン接種が集中した5〜6月にかけてはとくに看護職員の負担が軽減し、たいへん助かりました。また、注射介助には歯科衛生士が支援に入りました。注射を終えた人を観察するロビーへの誘導は介護事業部の職員が行っています。現在もワクチン接種を多職種で支援する体制が継続できています。

❏ 玄関トリアージ

玄関トリアージは2020年開始当時、大半の時間を看護部が担当を決めて行っていましたが、現在はトリアージ担当者のマニュアルも整備されて、決められた時間にリハビリテーション部、地域連携室、事務部、介護事業部からの応援が入るようになり（写真3）、看護職員の負担が軽減されました。

❏ 2020年度の看護職員の負担軽減の評価

年度初めに多職種で計画を立案し、9月に中間評価、3月に年度末評価を行

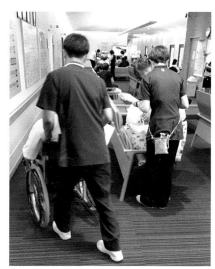

写真2 リハビリセラピストによるコロナワクチン接種会場への移動補助

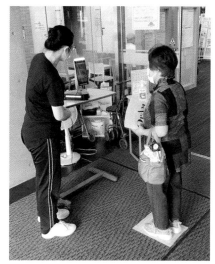

写真3 看護補助者による玄関トリアージ

いました。2020年度の評価結果を見ると、時間外勤務に関しては、昨年度から入院患者数が増えたこと、発熱外来の開設などによって増えたため、改善には至りませんでした。

　一方、多職種で褥瘡回診やNSTラウンドを行うことで情報共有ができ、早期退院につながりました。また、薬剤師による定期処方日の配薬カートのセッティングによって、それまで約半日かけて処方係を設けて看護職員がセッティングしていた業務がなくなり、患者のケアに費やす時間を確保することができました。

❏ 看護職員の離職率の推移

　ここまで見てきたように看護職員の負担軽減に継続的に取り組んできた結果、看護職員の離職率も低下しつつありました（次ページ図1）。ところが2019年に他施設と合併したことによって、それぞれの施設の方針との違いを理由とした離職が増え、離職率が上昇しました。また、2020年度、救急医着任や循環器医師の増員などによって救急医療の体制に変化があったことや、診療科の変更などによる離職も見られるようになりました。

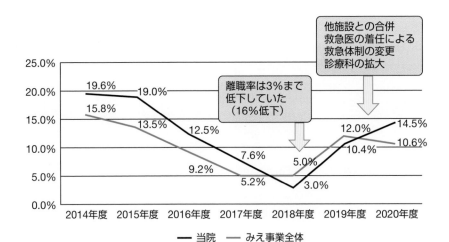

図1 看護職員の離職率の推移

看護職員のさらなる負担軽減に向けて

　帰巖会の強みは看護師、医師、セラピストなどが、チームの一員として協力し合う中で、さまざまな医療的、専門的な知識を習得しながら、患者や利用者一人ひとりのニーズにあったケアを行うことができることです。当院が取り組んでいる多職種によるチームケア、チーム医療は誇りともいえます。

　この強みを生かし、今後も看護職員の負担軽減を進める必要があると考えます。2021年度は師長会で検討し、7月から入院セットの導入を行いました。また8月からは夜勤者が夜勤明けに少しでも早く帰れるよう「夜勤バッジ」を、日勤でも"今日は早く帰りたい"と思っている職員が気兼ねなく帰れるよう「カエルバッジ」をつくりました（**写真4**）。導入による成果を見ていきたいと思います。

　今後もチーム医療を推進し、中小規模病院ならではの顔の見える関係を強みに、看護職員の負担軽減につなげていきたいと考えています。

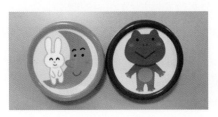

写真4
「夜勤バッジ」（左）と「カエルバッジ」

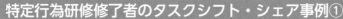

3 創傷管理関連の特定行為を活用したタスクシフト・シェア

公益社団法人 日本看護協会 看護研修学校　認定看護師教育課程長
溝上祐子

杏林大学医学部付属病院　看護部　皮膚・排泄ケア特定認定看護師
丹波光子

看護師特定行為研修を修了した認定看護師への期待

　公益社団法人日本看護協会では 2015 年度より認定看護師を対象とした看護師特定行為研修を実施しており、2021 年 6 月現在 752 名の修了者を輩出しています。分野別にみると皮膚・排泄ケア分野 249 名が最も多く、次いでクリティカルケア（救急看護、集中ケア）分野 172 名、感染管理分野 116 名となっています（図 1）。

　認定看護師が特定行為研修を修了することで期待される成果は、それまでの認定看護師の高いアセスメント力と看護実践力に加えて、臨床推論力や病態判断力が強化されることで、病態に合わせたタイムリーな症状緩和が可能となるなど、チーム医療のキーパーソンとしての役割をよりいっそう発揮することです。その成果はまさにタスクシフト・シェアに貢献し、業務の効率化のみならず患者満足度向上にもつながります。

　本稿では、特定行為研修を修了した認定看護師（以下、研修修了者）のタスクシフトの実際について、創傷管理関連の特定行為を活用した事例を紹介します。

分野	人数	分野	人数
救急看護	79	透析看護	1
皮膚・排泄ケア	249	手術看護	4
集中ケア	93	乳がん看護	1
緩和ケア	26	摂食・嚥下障害看護	19
がん化学療法看護	27	小児救急看護	1
がん性疼痛看護	17	認知症看護	24
訪問看護	12	脳卒中リハビリテーション看護	7
感染管理	116	がん放射線療法看護	1
糖尿病看護	66	慢性呼吸器疾患看護	4
不妊症看護	0	慢性心不全看護	4
新生児集中ケア	1	合計	752

※2分野の資格取得者1名（緩和ケア/ 訪問看護）

図1　日本看護協会の特定行為研修を修了した認定看護師数（2021 年 6 月時点）

事例 1　手術後の合併症を予防し、術後創傷管理の時間短縮および入院期間短縮を実現

❏ 背景

　手術部位感染（Surgical Site Infection：SSI）は消化管手術で発生率が高く、とくに緊急手術（腹膜炎）症例は汚染手術となるため、高い確率で発生するといわれています[1]。SSI を発症すると入院期間が延び、医師の創傷管理にかかる処置時間もかさみ、医療費も増大します。患者の身体的・精神的負担も増大し、闘病意欲が失われます。

❏ 症例 1

・S 状結腸穿孔（憩室）に対してハルトマン手術、術後 22 日
・全身状態：白血球 12,800、CRP 12.8 mg/dL、Tp 7.0 g/dL、Alb 2.6 g/dL
・炎症を示すデータは高値だが、前回検査からは低下している
・1 週間前から 36 度台、発熱なし
・食事：消化器術後食 3〜5 割：534 kcal、補助食品テルミール®ミニ追加：200 kcal、点滴：420 kcal　合計 1,154 kcal
・患者の状況：痛みは処置のときのみ。創傷処置に訪室すると「何回も来て、もうやめてください」との訴えあり。つらそうな表情

　全身状態としては感染を表すデータが継続しているものの前回データよりも改善してきています。創の状態は黄色の壊死組織が多くありますが赤い肉芽組織も増殖してきており、周囲皮膚の発赤・腫脹・熱感はありません。また、CT 検査上、創下部に体液の貯留がないため、膿瘍などの存在は否定できます（写真1）。栄養状態は不良ですが経口摂取ができるようになってきています。ただし患者本人の言葉からもうかがわれるように、頻回な創傷処置と創が大きく離開していることへの不安などによって、精神的に不安定であることが問題です。

◉ 同様の症例に対するこれまでの対応

　炎症所見が継続しており、創内の壊死組織が多いため、保存的に連日の洗浄やドレッシング交換が選択され、医師の創傷処置も継続されていました。

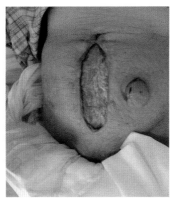

【写真1】
症例1の介入前の様子

◉ 研修修了者の対応

　全身の病態判断力や臨床推論力が強化されたことにより、特定行為を行うべきかどうかの判断が可能になりました。また特定行為である壊死組織の除去や局所陰圧閉鎖療法（NPWT）を効果的に活用することができます。タスクシフト後、医師の手順書をもとに早期に創傷管理を始めることができるようになり、患者の状態にも改善がみられました。

◉ 結果

　感染は落ち着き、創傷処置は連日から週2回に減らすことができたうえに、1カ月で植皮をしなくとも遷延1次縫合で創閉鎖できました（次ページ写真2）。また、週に2回の陰圧閉鎖療法のフォーム交換のうち1回は研修修了者が行うことにしたため、医師の創傷処置は週1回に減らすことができ、業務時間の短縮につながりました。これは1カ月に換算すると30分×30日＝900分を30分×1回×4週＝120分に減らしたことになります。その分の人件費も削減できています。

　患者は食事を全量摂取できるようになりました。創傷が小さくなる経過を見たこと、研修修了者が丁寧な説明を行ったことで、創傷の写真を携帯電話で撮影したり、ストーマのセルフケアへの意欲が出てくるなど、闘病意欲を持って入院生活を送ることができました。これらの結果、入院期間の短縮にもつなげることができました。

1週間後　　　　　　　　　　2週間後　　　　　　　　4週間後　壊死組織、ポケットなし

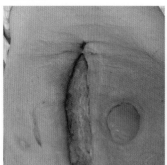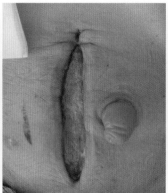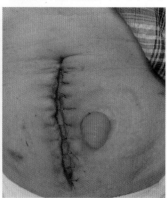

 症例1の経過

事例2　創傷外来で再診患者の創傷処置を行うことで、外来待ち時間短縮、医師の新患や重症例への集中診療を実現

❏ 背景

　糖尿、透析患者の増加によって下腿潰瘍患者が増加しています。いったん潰瘍ができると治癒に半年かかる場合があります。しかし治癒まで入院を続けることができないため、感染が落ち着いたら創傷を持ったまま退院となり、外来でフォローするケースが多数あります。

　そのため、外来で異常を早期発見することが必要となります。当院では木曜日に終日外来を行っており、80〜120名の患者が来院します。ほとんどの患者が創傷を保有しており、1人の患者の処置に30分程度かかります。タスクシェアによって、初診は医師が担当し、状態が安定している患者は研修修了者が診察しています。

❏ 症例2

　70代、男性。糖尿病、透析。左1、2、5趾潰瘍が出現。両側CLI（重症下肢虚血）の診断で、循環器内科で血行再建するが、狭窄を繰り返すため、distal bypass術、左母趾2趾切断術を施行しました。止血確認後2日目に断端部に対して陰圧閉鎖療法を施行。2週間後に退院、外来フォローとなりました。

◉ 外来時の状態（写真3・上）

・全身状態：白血球 7,300、CRP 0.6 mg/dL、Tp 7.6 g/dL、Alb 4.2 g/dL
・足の状態：バイパス触知良好、ドプラーで足背動脈、後脛骨動脈、腓骨動脈
聴取可能
・創部の状態：肉芽良好、壊死組織少量、周囲の発赤、熱感なし
・処置：鋭匙（えいひ）でメンテナンスデブリードメント、外来で使用可能な陰圧閉鎖療
法を開始。血行再建後のため吸引圧 100 mmHg、週2回のフォーム交換と
した。交換時はドプラーで血流を確認。患者にはバイパスを毎日触知し、確
認するように指導

◉ 3週間目の状態（写真3・左下）

・創部の状態：肉芽良好、壊死組織なし、周囲の発赤・熱感なし

外来時その1

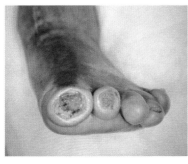

外来時その2

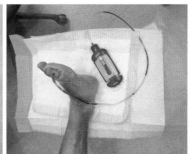

3週間目

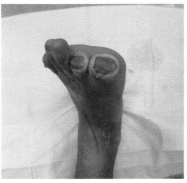

2カ月後

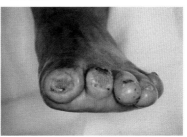

写真3 症例2の経過

・処置：陰圧閉鎖療法終了。その後の処置はフィブラスト®、アクアセル®Ag Extra、シャワー後毎日交換。交換時、随時メンテナンスデブリを鋭匙で行い、陰圧閉鎖療法のフォーム交換。痛み、出血はなし

◉ **2カ月後**（写真3・右下）
・創部の状態：周囲から上皮化できており、創部が縮小してきている
・足の状態：足趾の冷感あり。左後脛骨かかとまで聴取可能だが末梢聴取できず。皮膚灌流圧（SPP）左足背 36 mmHg、左足底 30 mmHg。今後悪化する可能性があるため、血行再建目的で再入院となる

◉ **結果**

研修修了者が血流の評価、処置を行うことで、医師が急性期の外科的治療（ガス壊疽への切開排膿など）に専念でき、患者の外来待ち時間を短縮させることができました。現在は毎回 16 時までには処置を終了できています。

創部の状態が良好であっても血流が低下することで状態が悪化する恐れがあります。そこで血流の評価、創部のアセスメントなどを研修修了者が行うことで、異常の早期発見が可能となります。

＊

皮膚・排泄ケア認定看護師が特定行為研修を修了することで、創の病態判断に加え、強化された全身のフィジカルアセスメントや臨床推論力を駆使して対応することが可能となりました。これまで医師が担ってきた治療を手順書による指示のもとで役割分担することで、タスクシフト・シェアが確実に実現できています。

📖 **引用・参考文献**

1）日本外科感染症学会　消化器外科 SSI 予防のための周術期管理ガイドライン作成委員会. 消化器外科 SSI 予防のための周術期管理ガイドライン 2018. 東京, 診断と治療社, 2018.

3 医師と特定行為研修修了者における タスクシフトの実際とそのメリット

川崎医科大学総合医療センター　看護部長
新 美保恵
川崎医科大学総合医療センター　看護主任
富阪幸子

当院の特定行為研修修了者について

　川崎医科大学総合医療センター（以下、当院）では2016年から看護師特定行為研修に参加し、2021年4月には19名が研修を修了しています。そのうち認定看護師は8名です。領域別では基本領域4名、クリティカル領域8名、創傷・ろう孔管理領域5名、感染管理領域1名、術中・麻酔管理領域1名となっており（表1）、それぞれがチームの一員として活動しています。

　特定行為研修修了者（以下、研修修了者）は、所属病棟などで看護スタッフとともに患者の病態をアセスメントしながら、場合により看護師特定行為（以

表1 当院における特定行為研修修了者の領域別人数

領域	特定行為区分	人数
基本領域	栄養および水分管理に係る薬剤投与関連	**4名**：病棟
クリティカル領域	呼吸器（気道確保に係るもの）関連	**8名**： ICU 3名 HCU 2名 循環器病棟1名 手術室1名 訪問看護ステーション1名
	呼吸器（長期呼吸療法に係るもの）関連	
	呼吸器（人工呼吸療法に係るもの）関連	
	動脈血ガス分析関連	
	循環動態に係る薬剤投与関連	
	栄養に係るカテーテル管理（中心静脈カテーテル管理）関連	
	栄養に係るカテーテル管理（末梢留置型中心静脈注射用カテーテル管理）関連	
創傷・ろう孔管理領域	創部管理関連	**5名**： 褥瘡対策室1名 外来1名 脳外科病棟1名 外科病棟2名
	創部ドレーン管理関連	
	腹腔ドレーン管理関連	
	ろう孔管理関連	
感染管理領域	感染に係る薬剤投与関連	**1名**
術中・麻酔管理領域	術中麻酔管理領域パッケージ	**1名**

下、特定行為）を実践しています。療養生活に合わせたタイムリーな介入は患者の回復過程を促進でき、医師の業務負担軽減の一助にもなります。とくにクリティカル領域や創傷・ろう孔管理領域では、特定行為の実践がより可能であると考えます。当院のタスクシフト事例として、外科病棟における腹腔ドレーン抜去のプロセスと、ICU での事例を紹介します。

特定行為実践例その 1 ：腹腔ドレーン抜去

　　創傷・ろう孔管理領域の腹腔ドレーン抜去が実践可能な研修修了者は 2 名おり、別々の外科病棟に配置されています。腹腔ドレーン抜去・創部ドレーン抜去の実践数はそれぞれ月に 3～7 事例です。通常勤務において実践が可能な日勤は 1 カ月当たり 12 日程度であるため（図 1）、可能な事例があってもタイミングよく実施できるとは限りません。毎日実施するためには 3～4 名の研修修了者の配置が必要です。そこで研修修了者が勤務に合わせて実施できるよう、医師と日程を協議して患者を選定しています。

　　現状として、医師が腹腔ドレーン抜去を行う場合、ほかの患者の検査や手術と重なると実施が夜になることがあります。研修修了者がセルフケア指導も兼ねて腹腔ドレーン抜去を日勤帯にタイミングよく行うことで、患者の ADL 拡大につながります（図 2）。また、医師が抜去する場合、抜去後の医師の診察が翌日となる場合がありますが、研修修了者が抜去する場合は、必ず同日にもう一度、創部の確認を行います。被覆材の適切な選択ができ、さらにドレーンを抜去した研修修了者が再度確認することで、「この浸出液はいつまで出るの？」「浸出液が止まらなかったらどうなる？」などの患者からの追加質問などにも答

日数	1	2	3	4	5	6	7	8	9	10	11	12	13	14	15
該当患者															
Ns.A	日勤	準夜勤	深夜勤	休み	日勤	日勤	準夜勤	深夜勤	休み	日勤	日勤	準夜勤	深夜勤	休み	日勤

図1 外科病棟における研修修了者 1 人体制の 15 日間の勤務例

時間	6	7	8	9	10	11	12	13	14	15	16	17	18	19	20	21	22
医師			朝食		清拭		昼食		リハビリ			夕食		ドレーン抜去			
特定行為研修修了者			朝食	ドレーン抜去	シャワー		昼食		リハビリ	創部の確認		夕食					
患者のメリット			ADL拡大　創のセルフチェックの指導を受けられる						リハビリ時に痛みが少ない								

図2 ドレーン抜去のタイミングの違いによる患者の1日

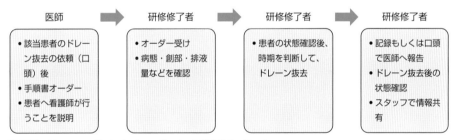

図3 ドレーン抜去のオーダーから実践のプロセス

えることができ、患者の安心感につながっています。さらに腹腔ドレーンの場合、溜まっている腹水が抜去部から多量に出ることがあり、夜に抜去すると夜中に寝衣が汚染され交換を必要とすることがあります。研修修了者が日中に抜去を行った場合はその後に上層浸出の確認も行うため、寝衣交換をしたことは現在まで一度もありません。

　ドレーン抜去のプロセスとしては、医師から依頼があり、病態・創状態をアセスメントし、抜去のタイミングを決めます（図3）。研修修了者は自身が判断することに責任を感じていますが、学習したことを生かせるためやりがいも感じています。何より患者の早期離床や安心な療養につながることがいちばんです。また看護スタッフが引き継いで創部や全身状態の観察を丁寧に行うことで、継続看護が実現しています。

特定行為実践例その2：クリティカル領域での早期抜管

当院のICUはsemi-closed ICUで、研修修了者は3名在籍しており、うち1名はクリティカルケア認定看護師です。それぞれが麻酔・集中治療科医と協働しながら患者ケアにあたっています。ここでは医師から研修修了者へのタスクシフトの実際として、タイムリーな実践によって患者の早期抜管につながった筆者（富阪）の事例を紹介します。

❏ 医師からのタスクシフトの実際

紹介する事例の概要は表2の通りです。

◉ 動脈ラインの挿入

23時にA氏はICUへ入室しました。筋弛緩薬の代謝に伴い覚醒傾向となったことから、鎮静レベルがRASS ＋2（興奮した状態で、人工呼吸器との非同調によって頻呼吸となっている）となっていたため、医師にて鎮静薬の投与量の調整と人工呼吸器の設定が行われました。24時頃より、鎮静レベルはRASS －3（アイコンタクトはできないが、呼びかけに反応する）、呼吸回数も人工呼吸器と同調できる状態に改善しました。A氏はもともとICUへ入室予定ではなかったため、動脈ラインが挿入されていませんでした。麻酔・集中治療科医と人工呼吸器管理に伴う動脈ライン挿入の必要性を検討し、手順書の範囲外とな

表2 紹介事例の概要

A氏　50代　男性　身長180 cm　体重87 kg　BMI 27（肥満）
診断名：甲状腺がん　予定術式：甲状腺全摘出術＋リンパ節郭清
既往歴：高血圧
現病歴：健康診断にて、右上葉甲状腺がんを指摘され手術目的で入院
呼吸機能検査：正常　喫煙歴（20本×30年＋α）喫煙指数600＋α　手術2週間前から禁煙
術前の問題点：
腫瘍の一部が血管内に隣接しており、多量出血を起こす可能性がある。癒着の状態によっては剥離時間が延長し、右反回神経が温存できない可能性がある
術後の問題点：
リンパ節郭清に難渋し、手術時間が10時間を超える大手術となった。右反回神経の損傷をきたした可能性があり、それに伴う咳嗽力の低下と喫煙歴による痰量の増加に伴い、術後呼吸器合併症の併発のリスクが高い。手術侵襲による創部（頸部）の浮腫が著明であり、気道圧迫による抜管困難の可能性がある。

る病状の範囲も認めなかったことから、特定行為として「橈骨動脈へのライン挿入」を行うこととしました。その間に医師は、ICUの他患者の経過確認や指示・処方入力を行いました。

❏ 医師とのコンセンサス

◉ 人工呼吸器からの離脱と人工呼吸器管理中の鎮静剤投与量の調整

A氏の呼吸管理について、主治医、麻酔・集中治療科医に方針を確認しました。「①肺機能検査の結果は正常であり、手術部の浮腫に伴う気道の問題がなければ、呼吸器合併症予防のためにも翌朝の抜管を目指したい、②頸部の長時間にわたる手術のため再挿管が困難な症例である。このため、計画外抜管を起こさないように管理を進めたい」という方針でした。

A氏の呼吸・循環・意識レベルは安定しており、病状の範囲としては手順書の指示範囲内と判断できました。特定行為として、患者の鎮痛鎮静管理を十分に行いながら、翌朝までに人工呼吸器から離脱できるように、設定変更の完了を目指すことで医師と合意しました。

タスクシフトにおいては、医療の質と安全の担保が非常に重要です。そのため特定行為を実践する前に、医師と表3の項目について十分に検討し、コンセンサスを得てから開始しました。

❏ 人工呼吸器からの離脱まで

通常、人工呼吸器から離脱するためには、はじめに鎮静剤を減量して覚醒を促し（自発覚醒トライアル：以下SAT）、徐々に自発呼吸の比率を重く（自発

表3 医師との確認事項

最終人工呼吸器設定	モード：【CPAP＋PS】 吸入酸素濃度 40%　PEEP 5 cmH₂O　PS 5 cmH₂O
目標鎮静レベル（RASS）	通常（RASS −2～−1）よりも深い鎮静レベルでの管理 RASSレベル：−3～−4（呼名では開眼ができず身体刺激で応答ができるレベル）
A氏に特化した注意点	体格（肥満）と深めの鎮静レベルでの管理に伴う低換気に注意した呼吸器設定を行うこと
特定行為の対象外として医師へ報告する状態	呼吸仕事量の増加を示すバイタルサインの変化がある場合、血液ガス採血の著明な異常、鎮静剤を最大投与量まで使用後もコントロール不良の覚醒状態となった場合

呼吸トライアル：以下SBT）していきます。しかし、A氏の場合は通常よりも深めでの鎮静管理が求められていたため、先にSBTで呼吸状態を整え、離脱直前にSATを行う計画としました。実践する際は医師と同じ思考のもと判断できるように、観察する項目とアセスメント指標を決め、そこをクリアしないと次の設定変更には進まないようにルールをつくり実践しています。このため、医師が行う設定変更よりもさらに細かく（幅を小さく）設定変更を行うようにし、最終人工呼吸器設定に向けた変更を行いました。

　A氏は咳嗽に伴う吸引処置の際に覚醒し、頻呼吸・頻脈・高血圧を認めました。A氏は不安そうな表情で「ここはどこか？」「手術はうまくいったのか？」「喉が痛い」などをジェスチャーで訴えました。A氏にとってはICUへの入室は予定外であり、知らない環境の中で覚醒します。加えて挿管中のため声が出せない状況であり、恐怖や痛みを自覚することは容易に予測できました。ストレスは呼吸回数を増やし、酸素消費量の増加、人工呼吸器との非同調性を招き、人工呼吸器からの離脱の失敗につながってしまいます。このためA氏には、無事手術は終了し経過が良好であることを伝え、現在は気管チューブを通して呼吸を行っていることが喉の痛みの原因となっており、声が出ない状況にあることを丁寧に説明しました。そして痛みを感じたときには遠慮なくナースコールを押してもらえるように環境を整え、眉間にしわを寄せるなどの表情や発汗など、苦痛をとらえられるよう観察しました。その後、A氏の頻呼吸は改善し、循環動態の安定が得られたため、医師に「特定行為の対象外」として報告しなければならない状態は回避できました。

　翌朝の8時、主治医、麻酔・集中治療科医、理学療法士、臨床工学技士を含めた多職種カンファレンスが行われました。そこで、目標の最終人工呼吸器設定まで離脱を完了していること、鎮静レベルRASS −3〜−4を維持するために必要とした鎮静剤の投与量の報告を行いました。また、夜間覚醒した際の患者の思いを主治医に伝え、覚醒後に改めて手術の説明を行う場をセッティングしたり、患者の咳嗽力や排痰量の情報提供を行い、抜管後に必要な呼吸ケアについて話し合いました。A氏の呼吸状態に抜管を妨げる要因はなく、手術部位のCT検査と気管支鏡の結果で浮腫が見られないことを確認後、10時に抜管に至りました（図4）。

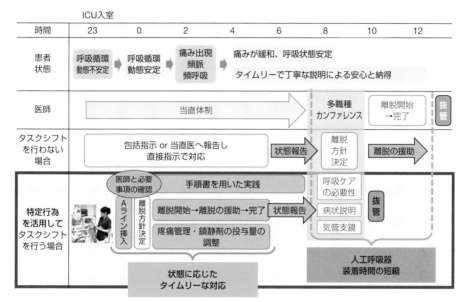

図4 医師とのタスクシフトの実際と患者アウトカム

❏ 実践者として考える医師からのタスクシフトのメリット

◉ 1. 患者に対するアウトカム

　術後の状態が安定すれば合併症予防のために人工呼吸器からの速やかな離脱を目指しますが、夜間など、医師がベッドサイドで細やかに設定変更を行うことが難しい場合もあります。そばにいる看護師（研修修了者）が人工呼吸器の離脱というタスクを行えるようになったことで、「患者の状態に応じたタイムリーな対応」が可能となり、症状緩和や患者への丁寧な説明によって患者へ安心や安寧をもたらすことができます。

　人工呼吸器からの離脱が遅れ人工呼吸器装着日数が増加すると、人工呼吸器関連肺炎（Ventilator-Associated-Pneumonia：VAP）のリスクは、1日1％程度増加し、死亡率も増加する[1]ことが明らかにされています。研修修了者の判断で呼吸器の設定変更を進められることは人工呼吸器装着時間の短縮につながり、本事例のように呼吸器合併症のリスクが高い患者にとっては最大のアウトカムになるといえます。

◉ 2. 医師の負担軽減

　麻酔・集中治療科医は、ICU に入室するすべての患者を並行して診ています。医師と同じ思考過程で病態判断ができ、特定された行為を遂行する技術がある研修修了者にその一部を委譲できれば、医師は患者のベッドサイドでより多くの治療を行い、診断や処方・侵襲的処置をすることができます。本事例でも、筆者が動脈ラインを挿入している際や覚醒に伴う呼吸状態の変化時にも、医師はほかの患者対応ができました。

　医師の業務負担軽減は喫緊の課題です。しかし、本事例で夜間対応した麻酔・集中治療科医は、朝のカンファレンスで研修医に「特定行為を修了した看護師さんが動脈ラインをとり、人工呼吸器を離脱してくれる時代になる。君は医師として何をすべきか？」と質問していました。医師は看護師を業務負担軽減のために活用しようと思っているのではなく、時代が変化し、限られた時間と環境の中で、医師にしかできない仕事をどのように質高く極めていくかを模索しているのではないかと思います。

◉ 3. 研修修了者自身のやりがい

　看護師の役割が拡大し、自分の判断と行動により、さらに治療やケアに貢献できるようになったことにやりがいを感じています。本事例では早期抜管という結果だけでなく、離脱の過程の中に看護の視点を組み込めたことが達成感につながりました。

患者にとってのタスクシフト・シェアの意義

　患者の最もそばにいる看護師が医師のタスクをシフト・シェアすることは、ケアの受け手である患者と家族にとって、自分自身の治療経過や病態がよりわかりやすくなり、治療と向き合う力の一助になると考えます。

📖 引用・参考文献 ……………………………………………………………………………………

1) Ely EW, Baker AM, Evans GW, et al. The prognostic significance of passing a daily screen of weaning parameters. Intensive Care Med. 25, 1999, 581-7.

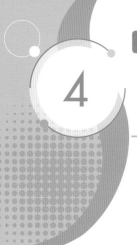

4 医師の業務負担軽減に加え安心・安全な医療提供を実現

藤田医科大学病院　看護科長
福本由美子
藤田医科大学病院　副院長・統括看護部長
眞野惠子

当院における FNP と特定看護師

藤田医科大学病院（以下、当院）では、2014年4月より藤田医科大学大学院の保健学研究科保健学専攻看護学領域の急性期・周術期分野を修了した「藤田診療看護師」（以下、FNP）が、中央診療部FNP室に所属し活動を始めました。また、病院においても看護師特定行為指定研修機関（以下、指定研修機関）を申請して、2019年より2〜12区分の特定行為を修得できる研修を開始しました。特定行為研修修了者（以下、研修修了者）は「特定看護師」として看護部に所属し、活動しています。同一施設内に2つの指定研修機関を持っている施設はほかになく、研修生の受講ニーズに合った研修スタイルを選択できるようになっています。

研修修了者のうちFNPは24名在籍しており、ユニホームを区別しています（**写真1**）。また、特定看護師は16名在籍しており、研修修了者としてバッジ（**写真2**）を装着しています。両者合わせて40名と、国内において研修修了者が最も多い施設となります（2021年4月時点）。

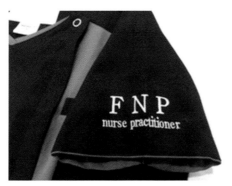

写真1 FNP ユニホーム

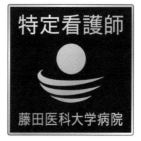

写真2 特定看護師バッジ

大学院における学修と卒後の院内研修について

　　FNPとは、看護師として5年以上の臨床経験を持ち、2年間の大学院教育を通して21区分38行為の特定行為研修を修了し、一般社団法人日本NP教育大学院協議会が実施するNP資格認定試験に合格した者を指します。大学院の1年次では病態生理学、臨床薬理学、フィジカルアセスメントなどの基礎科目と特定行為の演習を体系的に学修します。講義・演習のほとんどを医師から、直接対面で受講します。特定行為以外には、超音波検査法や縫合など、実践に必要な技術も学んでいます。それらを筆記試験やOSCE（客観的臨床能力試験）によって知識と判断力、技術力などを総合的に評価されて合格したのち、2年次では臨床実習を855時間、医師との同行研修で実施しながら、先輩FNPからも直接指導を受けて特定行為を修得していきます。

　　卒業後、当院に就職したFNPは、医師を室長とする中央診療部FNP室に所属します。1年目は幅広い知識と技術を修得し、臨床推論を深めるとともに、FNPの役割を自覚することを目的にさまざまな診療科を1〜2カ月単位で、2年目は病院のニーズや個人の希望をもとに2〜5カ月の期間でローテーション研修を実施します（図1）。3年目以降より1つの診療科に固定となり、専門的

年目	4月	5月	6月	7月	8月	9月	10月	11月	12月	1月	2月	3月
2	ER外来		放射線科			循環器内科					呼吸器外科	
2	総合消化器外科		麻酔科			ER外来			心臓血管外科			
2	循環器内科		救急総合内科			腎臓内科		放射線科		ER外来		
1	腎臓内科	循環器内科	消化器外科		麻酔科	放射線科	ER外来		整形外科	脳外科	救内	内内
1	救命ICU	心臓血管外科	麻酔科	腎臓内科	乳腺外科	消化器外科		循環器内科	ER外来		脳卒中科	放射線科
1	消化器外科	心臓血管外科		ER外来		放射線科	麻酔科		腎臓内科	循環器内科	脳外科	産婦人科
学生	呼吸器外科	麻酔/ICU	心臓血管外科	救命ICU	消化器外科	内内	ER外来					

※救内：救急総合内科　　内内：内分泌・代謝内科

図1 FNP 1・2年目と大学院生のローテーション例

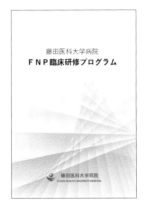

図2　FNP臨床研修プログラムの冊子

FNPに関する臨床研修に関する理念、研修目標、FNP職務基準、カルテ上の権限、診療科ごとの研修プログラム、臨床研修評価表、特定行為集計表が記載されている

な知識や技術を修得していきます。ローテーションを行う診療科ごとに「FNP臨床研修プログラム」（図2）が作成されており、研修内容や履修可能な特定行為、実施可能な相対的医行為（医師の直接的指示のもとで看護師が補助できる行為）を明文化しています。

　FNP 24名のうち、現在診療科に固定となっているのは18名です。その内訳は、心臓血管外科2名、麻酔科1名、救急総合内科9名、総合消化器外科2名、循環器内科1名、脳卒中科3名です。外科系の診療科では周術期の患者管理や手術助手、救急ではドクターカーへ同乗し病院前診察に携わり、ER外来ではFAST（初期診療における迅速簡易超音波検査法）にも対応しています。麻酔科では手術麻酔サポートやICUに入室している患者の管理をするなど、特定行為だけでなく相対的医行為を行い、医師の業務支援を行っています。残りの6名は研修終了後3年未満のため、ローテーション研修を行っています。

　また当院では、FNPが医師の代行入力というかたちで検査や処方、他科依頼などのカルテ入力ができるようにしています。カルテ権限については基準を設けており、1年目と診療科が固定される3年目以降では入力可能な項目が異なります。代行入力を実施した場合は、診療記録を記載した後で医師に承認を得る体制をとっています。

　FNPは医師と協働することで信頼を得て業務の一部を任されるようになり、さまざまな診療科から「所属してほしい」との要望が出るまでに成長してきています。

診療科における FNP のタスクシフト例

次に、診療科における FNP のタスクシフト例を紹介します。

❑ 心臓血管外科所属 FNP のタスクシフト例

心臓血管外科には 2 名が所属しており、FNP として 7 年の経験があります。2 名は業務のすみ分けを行っており、1 名は主に手術室でのサポートや ICU での術後管理、1 名は外来と一般病棟における患者管理を実施しています。

◉ 手術を主担当とする FNP

手術を主担当とする FNP は、手術室での手術準備、他職種への情報提供、手術助手を担っています。また、心臓血管外科で行われる手術前カンファレンスに参加し、患者の背景や検査結果、手術適応の検討、術式、合併症のリスク、手術準備品の検討など、多くの課題を医師と一緒に検討し情報を把握しています。大学院で医学的基礎知識を修得していることと、すでに FNP として 7 年の臨床経験があるので、医師との医学的検討にも積極的に参加し、自らも心臓血管外科についての学修を深め手術に参加しています。

手術室では患者、医師、カンファレンスから得た情報を手術室看護師、臨床工学技士と共有し、手術が円滑に進むように手術準備を行います。術中は第 2 助手として携わり、人工心肺装置の回路の準備や大腿動静脈の露出、術野を確保しながらの鈎引きや吸引、結紮、縫合などを医師の直接指示のもと実施しています。FNP の存在は手術室看護師によい影響をもたらしています。FNP からの情報提供は具体的なので、手術器具の準備や手術体位作成など、手術に関する業務を一緒に実施することで手術準備時間が短縮し、円滑な手術開始につなげることができています。

術後は ICU での術後管理として、呼吸、血圧などの全身状態の管理から、ドレーン管理、ICU 看護師への情報提供などを行います。術前から患者の情報を把握し、術中の状態も知り得た状態で術後管理ができるので、患者を最も把握している者の 1 人として術後管理が行えます。特定行為としては、動脈血採血を行い、人工呼吸器の設定変更や人工呼吸器からの離脱、循環器関連ではペースメーカーの操作および管理、ドレーン管理、創傷管理、栄養および水分管理、

循環動態に係る薬剤投与、術後の疼痛管理などを行います。また、忙しい医師に代わって面会に来た家族などへ、患者の病状や今後の見通しについて説明することもあります。FNPが術後管理をすることで、医師は外来や手術に専念できるようになるだけでなく、FNPは医師よりもベッドサイドにいる時間が長いため、患者あるいは家族へタイムリーな対応ができる存在となっています。さらに、協働する看護師にとっても、特定行為によってすぐに対応できるFNPがベッドサイドにいることは安心感につながっています。

◉ 外来・病棟を主担当とするFNP

　外来・病棟を主担当とするFNPは、心臓血管外科外来で週に一度、術前患者の診療の補助を行っています。初診患者は医師の診察前に問診を行い、患者状態の把握や重症度、緊急度をアセスメントし、患者状態や手術を予測した検査入力や検査結果の確認、他科へのコンサルト、服用している内服の確認などを行います。そして医師が診察した後、決定した手術日に合わせて入院日の調整や術前中止薬の指示などの入力を医師の代行として行います。手術決定から手術に至るまでにはさまざまな検査や術前外来、歯科受診などがあり、これらを入院までの短期間に効率よく受けられるようにコーディネートを行っています。このような業務は医師の負担軽減につながっています。また、FNPは外来と病棟間をつなぐ役割を担い、病棟管理者と入院日の調整を行い、スムーズな病床管理ができるよう連携しています。これにより、在院日数の短縮や病床回転率の向上にも貢献しています。

　一般病棟では、術前や術後患者の経過観察、回診、処置を行っています。患者の臨床所見や採血、レントゲンなどの検査データの確認、ドレーン管理と創部の状態を確認し、医師と協働しながら診察記録を記載し、薬剤投与や検査入力を実施しています。特定行為としては、栄養および水分管理に係る薬剤投与、循環器関連のペースメーカーの管理、各種ドレーン管理、PICC（末梢留置型中心静脈注射用カテーテル）の挿入、創傷管理、動脈血液ガス採血、感染に係る薬剤投与関連、循環動態に係る薬剤投与など多岐にわたりますが、特定行為だけを行うのではなく、入院時の書類作成や検査オーダー、術前・術後の経過の説明など、医師の不在により滞りがちな病棟業務の全般を担っています。医師不在時のファーストコール対応もFNPが担当しているため、FNPは心臓血

管外科に入院している患者の状態をすべて把握して対応できるようにしています。これにより、病棟看護師が医師を待つ時間が減少し、患者のニーズに素早く対応することが可能になりました。また、医師も問い合わせによる外来診察や手術の中断が減少し、さまざまなことが円滑に実施されるようになりました。

　FNP が医師と看護師、患者の間をつなぐ役割を担うことで医師の業務負担軽減につながるだけでなく、患者・家族へタイムリーな関わりができ、安心・安全な医療提供につながっています。

❏ 救急総合内科所属 FNP のタスクシフト例

　救急総合内科には FNP が 9 名と最も多く在籍しており、ER 外来や救命救急センター（GICU、救命 ICU、災害外傷センター）で活動しています。

　ER 外来では 2019 年よりドクターカーに FNP が同乗するようになりました。実施する業務の中で特定行為は少ないですが、医学的知識を生かして多くの相対的医行為を実施しています。具体的には、FAST などの超音波検査や外傷患者への止血用タニケットの装着、マスク換気、複数傷病患者が発生した現場では、医師の指示により単独での初期評価を行っています。FAST に関するトレーニングは、大学院生のときより超音波専用の実体型模型で繰り返し手技の演習を行い、ER 外来においては日常的に医師の直接指導下で実施しているため経験豊富です。救命救急センターでは多発外傷・中毒・熱傷・その他緊急入院した患者に対して、栄養および水分管理に係る薬剤投与や循環動態に係る薬剤投与、創傷管理などの特定行為に加え、相対的医行為も医師の直接指示のもと数多く実施しています。具体的には抜糸・抜鈎や表創の縫合などです。

　医師の行う業務を FNP が一部担うことで、救命救急センターのような部署では緊急を要す患者に必要な処置を早く実施できるため、医師の業務負担軽減のみならず精神的負担の軽減にもつながっているとの声も聞かれます。とくに救急の場面では、心肺停止や外傷症例で早期の治療提供が予後を大きく左右するため、医師はより重症な患者の対応に集中できるようになり、FNP の存在意義は大きくなっています。さらに、高度な知識を有する FNP は看護師への教育的介入や、医師不在時の患者急変時に医師が到着するまでの迅速な患者対応を看護師と協働して行っています。これにより日勤帯における MET（Medical Emergency Team）の要請数が減少しました。

FNP が院内における PICC 挿入を担う

　　特定行為に PICC 管理関連がありますが、当院では 2014 年より中央診療部 FNP 室で一定の症例数を経験して認定された FNP が、院内のさまざまな診療科より依頼を受けて、年間 500 件以上の PICC 挿入を実施しています。透視下で超音波を併用し、左右の尺側皮静脈または上腕静脈より挿入、留置していますが、穿刺時の合併症はほとんどなく、85％の症例において 1 回の穿刺で挿入できています。FNP が診療科より依頼を受け数多くの症例を担当することで技術が磨かれ、挿入成功率が上がっているといえます。PICC が挿入困難な場合、以前なら中心静脈カテーテルを挿入していましたが、FNP がすぐに PICC を挿入することで、医師の負担軽減だけでなく患者の安定した栄養投与ルートの確保につながり、医師を待つことがなくなった看護師の負担も軽減しました。

FNP への期待と今後の課題

　　当院で FNP が活動を始めて 8 年目となり、その存在は院内で周知され、誰もが FNP の活躍を認めています。大学病院における医師の過重労働が問題となっている中、医師の業務をタスクシフトできる FNP の存在価値は高まっています。また、看護師にとっても、迅速に対応する FNP の存在は業務を円滑にするだけでなく身近な頼れる存在となっています。

　　特定行為自体を行うことは全体の業務からみるとわずかではありますが、看護師の視点に加え医学的知識も備えた FNP は、多角的に患者をとらえ、医師と治療について話し合い、治療方針を理解したうえで他職種との連携を図ることで、安心・安全で充実した治療と患者の視点に合わせた看護の提供に貢献しています。今後も FNP は看護が基盤にあることを忘れず、患者にとって最も身近な存在となり、チーム医療の要としての役割を担っていくことが求められます。患者にとって安心・安全な治療・看護ができるように活動することで、看護職の医療における貢献度はさらに高まっていくと考えます。

第3章　〜業務負担軽減・患者のアウトカム向上を目指して〜　タスクシフト・シェア事例

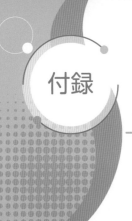

付録

より良い協働を進めるために
看護補助者をどう確保するか

東京医療保健大学 医療保健学部 医療情報学科　講師
駒崎俊剛

看護補助者の確保と活用の実態調査

　医師から看護師へとタスクシフトを進めるためには看護師の業務を効率化する必要があり、そこでは看護師と看護補助者の協働が重要となります。しかし看護補助者の確保や定着は困難といわれており、その実態については把握できていません。

　そこで『看護師と看護補助者の協働の推進に向けた実態調査研究』[1]では、病院における看護補助者の確保と活用の実態、課題を明らかにし、より良い協働の推進に向けた提言を行うことを目的として、全国8,331病院の看護管理者および看護補助者を対象としたweb質問紙調査を実施しました。有効回答者は看護管理者1,266件・看護補助者1,377件、回答率はそれぞれ15.2%・16.0%でした。それに加え、医療施設6病院・看護補助者17名、および看護師13名を対象とした聞き取り調査を行いました。その結果、本調査の協力施設では、それぞれが持つ資源や周辺地域の環境に適合した方法で人材募集と定着の工夫をしていることがわかりました。その実際を抜粋して紹介します。

看護補助者の確保に関する調査結果抜粋

❑ 募集と応募の方法について

　調査協力施設は、多様な募集媒体や機会を活用しています（表1）。無償もしくは比較的廉価な募集・採用方法の割合が多く、その内訳は、ハローワークや病院のホームページ（ウェブサイト）といった公的な周知方法と、知人の紹介といった私的な周知方法があります。有償の募集・採用方法としては、派遣会社や有料職業紹介所、各種媒体の求人広告が選ばれています。

表1 看護補助者を募集・採用する方法

募集方法	調査協力施設		調査協力看護補助者	
	施設数	割合	人数	割合
ハローワーク	1,146	91.3%	487	36.4%
病院のホームページ	1,051	83.7%	121	9.1%
知人の紹介	794	63.3%	505	37.8%
派遣会社	325	25.9%	39	2.9%
求人広告（折込チラシ）	283	22.5%	90	6.7%
求人広告（フリーペーパー・タウンペーパー）	267	21.3%	62	4.6%
求人広告（民間求人サイト・SNS）	247	19.7%	43	3.2%
有料職業紹介所	241	19.2%	8	0.6%
求人広告（新聞）	108	8.6%	33	2.5%
その他	88	7.0%	130	9.7%

出典：1）より

　最後に「その他」として、近隣の学校訪問、専門学校生対象の説明会開催、地域の自治体と連携病院のイベント時に案内、保育園・幼稚園・スーパーマーケットでの掲示などがありました。また、調査協力看護補助者が利用した応募方法の上位3つは、募集側の調査協力施設の上位3つと一致していました。

❑ **応募のきっかけと看護補助者の仕事を選んだ理由**

　調査協力看護補助者は、応募のきっかけとして「勤務地の都合がよい（自宅から近い）」「ハローワークでの紹介」「知人が働いていた」「患者として受診したことや家族が受診したこと」をあげています。これらのことから、施設側が行政や地域のネットワークを活用する、すでに就労している看護補助者の就労環境を改善する、地域の中で良質な医療を提供し続けることが応募のきっかけになるといえます。

　次に、看護補助者の仕事を選んだ理由としては「人の役に立つ仕事をしたい」が最も多く、「看護や介護の技術を身につけたい」「病院で働きたい」「自分の今までの経験を生かせる」などもあげられました。募集業務内容がこのようなニーズを満たせること、研修体制が整備されていることを明示できるかどうか

表2 業務内容と応募者の職業経験の関係を整理する

生活環境に関わる周辺業務	診療に関わる周辺業務	直接ケア
清掃業務や商品陳列などの清掃・整頓業務の経験者	医療事務、事務経験、機器類の修理点検の経験者	他施設での看護・看護補助業務の経験者、民間資格の所持者、介護系の講習受講者

出典：1) より

が鍵となりそうです。

　たとえば、自院において看護補助者に担当してもらう予定の業務を分類し、応募者のこれまでの職業経験との関連を検討します（表2）。応募者が「自分の経験を活用できるかもしれない」と考えてくれれば、より幅広く応募者を集めることが可能となります。

❏ 募集時に示す雇用条件などの具体的な工夫

　調査協力施設の自由記述（表3）からは、募集時に示す雇用条件（給与水準や福利厚生）や、業務内容に応じた勤務時間、入職後の教育体制の明示、職種名称の変更などの工夫をしていることがわかります。

看護補助者の確保と定着に向けて

　看護補助者を採用するときのミスマッチを防ぎ定着してもらうためには、看護補助者の業務管理者が次のような取り組みを行うことが重要だと考えます。

　まず募集前に、看護補助者に担ってもらう業務の一覧を作成します。次に、それぞれの業務を行うにあたり必要な資格や能力を紐づけます。たとえば、患者の生活環境の整備に関わる周辺業務なのか、診療に関わる周辺業務なのかによって必要な資格や能力は変わってきます。続けて、その業務を行うためにはどのくらいの時間が必要なのか（たとえば、フルタイム、短時間、特定の時期・時間帯など）を見積もります。これらを募集時に明確に示すことが、採用時のミスマッチを減らすことにつながります。

　採用後は、看護補助者に「働き続けたい」と思ってもらえる環境づくり（給与や福利厚生、柔軟な勤務体系）やキャリアアップの支援を進めます。またこのような個人への支援に加えて、看護師と看護補助者の連携を促進するチーム

表3 調査協力施設の自由記述（抜粋）

①給与や福利厚生
・日額1万1,000円と、地域内では相対的に好条件を提示している。
・社会保障制度、有給休暇制度も利用できる。
・看護師と同様の夜勤を前提に正職員として募集する。
・安く利用できる院内保育園の利用が可能となっている。

②勤務日や勤務時間
・週1日からの勤務が可能。短時間勤務や特定の時間帯に限定する。
・看護補助者にも育児短時間勤務制度を導入し、就学前までは夜勤を免除している。
・早朝枠（午前6時から9時）や、朝食や夕飯、土日というように人手がほしい時間帯に限定した募集をかけたところ、多数の応募があった。

③業務内容の細分化
・高齢者を雇用する場合、身体的に負担となる業務は避けるよう配慮している。

④教育体制やキャリア形成支援
・年齢・資格不問とするかわりに、入職後の教育体制があることを示す。
・高校卒業後に働きながら資格取得をサポートする奨学金の支援体制を整備し運用している。資格取得のために月に5万円を支給しながら看護補助者として採用する。
・介護福祉士を院内留学のようなかたちで派遣して福祉施設と病院間で人事交流を行い、キャリアアップと人材確保ができるようなシステムづくりを検討している。
・ラダー制の総合的キャリア開発システムを構築し、看護補助者も含め、人事考査（昇給、賞与）に反映させている。また、看護補助者のキャリアアップとして資格取得を病院としても支援している。

⑤名称の工夫
・看護補助者の社会的認知が低いこと、医療施設で働くケアスタッフのイメージがつきにくいこと、看護補助という名称から男性が敬遠しがちとなることから名称について工夫をしている。

出典：1）より

ワークに関する教育・研修を看護師・看護補助者双方に行うことにより、チームとしての一体感を生み出すことが期待できます。帰属意識を高めることができれば、定着にもつながるでしょう。

📖 引用・参考文献

1）令和元年度厚生労働行政推進調査事業費補助金（厚生労働科学特別研究事業）総括研究報告書. 看護師と看護補助者の協働の推進に向けた実態調査研究. 研究代表者：坂本すが.

付録

INDEX

●読者のみなさまへ●

このたびは、本増刊をご購読いただき、誠にありがとうございました。ナーシングビジネス編集室では、今後も皆さまのお役に立つ増刊の刊行を目指してまいります。つきましては、本書に関するご感想・ご提案などがございましたら当編集室（nbusiness@medica.co.jp）までお寄せくださいますよう、お願い申し上げます。

Nursing BUSiNESS　チームケア時代を拓く看護マネジメントカリキュラマガジン　2022年春季増刊(通巻219号)

「業務負担軽減」「患者のアウトカム向上」を目指して

タスクシフト・シェア実践ガイド
働きやすい・働きがいのある職場をつくる

2022年3月10日発行　第1版第1刷
2023年8月10日発行　第1版第3刷

定価（本体2,800円＋税）

ISBN978-4-8404-7767-3
乱丁・落丁がありましたらお取り替えいたします。
無断転載を禁ず。

Printed and bound in Japan

編著　坂本すが／本谷園子／堀込由紀
発行人　長谷川 翔
編集担当　稲垣賀恵／猪俣久人／粟本安津子
編集協力　佐藤可奈子／松岡亜希／株式会社とみにん
本文デザイン・DTP　三報社印刷株式会社
表紙デザイン　臼井弘志

発行所　株式会社メディカ出版
〒 532-8588 大阪市淀川区宮原 3-4-30
ニッセイ新大阪ビル 16F
編集　TEL 03-5777-2288
お客様センター　TEL 0120-276-115

広告窓口／総広告代理店　株式会社メディカ・アド
TEL 03-5776-1853

URL https://www.medica.co.jp
E-mail nbusiness@medica.co.jp
印刷製本　三報社印刷株式会社